Diagnostiek en behandeling van pijn

Basiswerken Verpleging en Verzorging
onder hoofdredactie van:
Drs. J.H.J. de Jong MHA
Drs. IJ.D. Jüngen
Drs. J.A.M. Kerstens
S. van der Meijden-Meijer
E.M. Sesink

Diagnostiek en behandeling van pijn

Dr. G.J. Versteegen
Dr. M. van Wijhe
Drs. IJ.D. Jüngen (werkredactie)

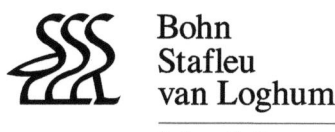

Bohn
Stafleu
van Loghum

Springer Media

Houten 2011

© 2011 Bohn Stafleu van Loghum, onderdeel van Springer Media
Alle rechten voorbehouden. Niets uit deze uitgave mag worden verveelvoudigd, opgeslagen in een geautomatiseerd gegevensbestand, of openbaar gemaakt, in enige vorm of op enige wijze, hetzij elektronisch, mechanisch, door fotokopieen of opnamen, hetzij op enige andere manier, zonder voorafgaande schriftelijke toestemming van de uitgever.

Voor zover het maken van kopieën uit deze uitgave is toegestaan op grond van artikel 16b Auteurswet j° het Besluit van 20 juni 1974, Stb. 351, zoals gewijzigd bij het Besluit van 23 augustus 1985, Stb. 471 en artikel 17 Auteurswet, dient men de daarvoor wettelijk verschuldigde vergoedingen te voldoen aan de Stichting Reprorecht (Postbus 3051, 2130 KB Hoofddorp). Voor het overnemen van (een) gedeelte(n) uit deze uitgave in bloemlezingen, readers en andere compilatiewerken (artikel 16 Auteurswet) dient men zich tot de uitgever te wenden.

Samensteller(s) en uitgever zijn zich volledig bewust van hun taak een betrouwbare uitgave te verzorgen. Niettemin kunnen zij geen aansprakelijkheid aanvaarden voor drukfouten en andere onjuistheden die eventueel in deze uitgave voorkomen.

ISBN 978 90 313 8600 0
NUR 897

Ontwerp omslag: Bottenheft, Marijenkampen
Ontwerp binnenwerk: Studio Bassa, Culemborg
Automatische opmaak: Crest Premedia Solutions (P) Ltd, Pune, India

Bohn Stafleu van Loghum
Het Spoor 2
Postbus 246
3990 GA Houten

www.bsl.nl

Inhoud

	Redactioneel	10
	Over de auteurs	11
1	**Inleiding**	12
2	**Geschiedenis**	14
3	**Anatomie en fysiologie**	17
3.1	Acute pijn	17
3.2	Chronische pijn	23
3.3	Chronische pijn en limbisch systeem?	23
4	**Pijnmeting**	28
4.1	Inleiding	28
4.2	Pijnmeetinstrumenten	29
4.2.1	Multidimensionele instrumenten	29
4.2.2	Unidimensionele instrumenten	30
4.3	Pijn meten bij kinderen en adolescenten	32
5	**Psychologie van de pijn**	34
5.1	Inleiding	34
5.2	Modellen en theorieën	35
5.2.1	Het medische model	35
5.2.2	Psychodynamische theorieën	36
5.2.3	Persoonlijkheidstheorieën	36
5.2.4	Leertheoretisch model	37
5.3	Cognitieve theorie	37
5.4	Fear-avoidance model	38
5.4.1	Depressie	39
5.4.2	Angst	39

5.5	Het gevolgenmodel	40
6	**Neurologische diagnostiek**	**42**
6.1	Inleiding	42
6.2	Sensibiliteit	42
6.3	Motoriek	46
6.4	Reflexen	47
6.5	Aanvullend onderzoek	48
7	**Psychiatrie**	**49**
7.1	Inleiding	49
7.2	Diagnostische criteria	50
7.3	Pijnstoornis	51
7.4	Differentiaaldiagnose	51
7.4.1	Conversiestoornis	51
7.4.2	Somatisatiestoornis	51
7.4.3	Hypochondrie	52
7.4.4	Nagebootste stoornis	52
7.4.5	Simulatie	52
7.5	De rol van de psychiater in de diagnostiek	52
7.6	Depressie	53
7.7	Angst	53
7.8	Misbruik van medicijnen	55
7.9	Psychiatrische behandeling	55
8	**Beeldvormende technieken**	**57**
9	**Culturele aspecten**	**62**
10	**Farmacologie**	**66**
10.1	Paracetamol	66
10.2	Acetylsalicylzuur	68
10.3	NSAID's	69
10.4	Opioïden	71
10.4.1	Zwakke opioïden	72
10.4.2	Sterk werkende opioïden	82
10.4.3	Opioïdwissel	85
10.5	Antidepressiva en anti-epileptica, middelen bij de behandeling van neuropathische pijn	85
10.6	Andere middelen	87

11	**Psychologische behandeling**	**89**
11.1	Inleiding	89
11.2	Cognitieve gedragstherapie	89
11.3	De derdegeneratie gedragstherapie: ACT en Mindfulness	91
11.4	Mindfulness	92
11.5	De psycholoog als pijnbehandelaar	93
12	**Anesthesiologische behandelwijzen**	**96**
12.1	Inleiding	96
12.2	Proefblokkade	96
12.2.1	Bewaking	97
12.3	Verschillende mogelijkheden van anesthesiologische behandelingen	98
12.3.1	Neurolyse	98
12.3.2	Lokaal anestheticum en corticosteroïdinjectie	99
12.3.3	Radiofrequente behandeling	101
12.3.4	Cryotherapie	102
12.3.5	Adhesiolyse	102
13	**Neuromodulatie**	**104**
13.1	Inleiding	104
13.2	TENS	104
13.3	SCS	105
13.4	Richtlijn	107
14	**Revalidatie**	**108**
14.1	Inleiding	108
14.2	Multidiscipinaire behandelprogramma's	109
14.2.1	Fysiotherapie	110
15	**Complementaire behandelwijzen (en 'alternatieve geneeswijzen')**	**111**
15.1	Inleiding	111
15.2	Manuele therapie	111
15.3	Dieet	112
15.4	Acupunctuur	112
15.5	Kruiden	113

16		**Pijn na trauma en operaties**	**114**
16.1		Inleiding	114
16.2		Stappenplan	114
16.3		PCA	116
17		**Pijn bij ziekten**	**119**
18		**Neuropathische pijn**	**121**
18.1		Inleiding	121
18.2		Ontstaan en oorzaken van neuropathische pijn	121
18.3		Hoe is neuropathische pijn te herkennen?	123
18.4		CRPS-I	125
19		**Pijn bij kanker**	**128**
19.1		Inleiding	128
19.2		Pijnanamnese	128
19.3		Behandeling	129
19.3.1		Neurolytische zenuwblokkades	131
20		**Wervelkolom gerelateerde pijn**	**134**
20.1		Inleiding	134
20.2		Lage rugpijn	134
20.3		Aspecifieke lage rugpijn	135
21		**Spierpijn**	**137**
21.1		Myofasciaal pijnsyndroom	137
21.2		Fibromyalgie	138
22		**Viscerale pijn**	**141**
23		**Pijn gedurende de zwangerschap en rond de bevalling**	**143**
24		**Sensitisatie**	**146**
25		**Hoofdpijn**	**149**
25.1		Inleiding	149
25.2		Soorten hoofdpijn	149
25.3		Psychologische behandelingen	150
26		**Aangezichtspijn**	**152**

27	Pijn bij kinderen	154
28	Pijn bij ouderen	157
29	Pijn bij verslaafden	160
30	**Professionele organisaties**	163
30.1	Inleiding	163
30.2	Classificatie	163
30.3	Triage	164
30.4	Scholing en organisatie	165
	Literatuur	166
	Bijlage 1: Pijnanamnese	168
	Begrippenlijst	170
	Register	173

Redactioneel

Diagnostiek en behandeling van pijn is bedoeld als basiswerk niveau 5 voor iedereen die in zijn opleiding in de gezondheidszorg te maken krijgt met patiënten met pijn. Een Nederlandstalig toegankelijk geschreven leerboek met de actuele stand van zaken over diagnostiek en behandeling van pijn ontbrak tot nu toe. De basiswetenschappen die het verschijnsel pijn bestuderen zijn voor niet-ingewijden lastig te volgen, terwijl de hoeveelheid verschillende pijnlijke aandoeningen, die in de praktijk wordt gezien, zeer groot is. Wat de beste aanpak voor de individuele patiënt is, is moeilijk te zeggen en is afhankelijk van veel verschillende factoren, die in dit boek de revue passeren.

Na een systematische beschrijving van de onderliggende anatomische, fysiologische en farmacologische basis van pijn, worden in ieder hoofdstuk de verschillende behandelwijzen besproken. Daarna komen de klinische beelden aan bod.

We willen met dit boek bewerkstelligen dat de behandeling van patiënten met pijn, door de kennis en de inzichten uit dit boek verkregen, verder verbetert.

Diagnostiek en behandeling van pijn maakt deel uit van de serie Basiswerken Verpleging en verzorging. Dit niveau 5-boek sluit aan op de basiswerken *Medische fysiologie en anatomie, Pathologie, Interne geneeskunde, Chirurgie* en *De verpleegkundige in de AGZ*. Ook wordt in dit boek een verdiepingsslag gemaakt. Centraal staan de kennis, vaardigheden en attituden die de verpleegkundige nodig heeft om de taken en de daaruit voortvloeiende acties uit te voeren in allerlei verschillende verpleegsituaties bij patiënten met pijn.

Gerbrig Versteegen
Marten van Wijhe

Over de auteurs

Mevrouw dr. Gerbrig J. Versteegen werd psycholoog in een ziekenhuis, omdat ze zag dat de communicatie tussen artsen en patiënten voor veel verbetering vatbaar was. Ze was eerder als verpleegkundige op de afdeling Traumatologie werkzaam, waar ze destijds geconfronteerd werd met het ontbreken van adequaat pijnbeleid. In 1994 is zij bij het Behandel- en kenniscentrum voor pijn van het UMC Groningen begonnen, waar dr. Pim Meijler haar in de multidisciplinaire wereld van pijn en pijnbestrijding introduceerde en opleidde. Zij deed de opleiding gezondheidszorgpsycholoog (is momenteel in opleiding tot klinisch psycholoog) en cognitief gedragstherapeut (supervisor VGCt). Naast het behandelen van patiënten met pijn geeft zij onderwijs aan zowel verpleegkundigen als assistenten in opleiding tot specialist en doet wetenschappelijk onderzoek.

Dr. Marten van Wijhe werd arts om in de derde wereld te kunnen werken en richtte zich na terugkeer in Nederland op de behandeling van pijn. Hij specialiseerde zich tot anesthesioloog in Leiden bij prof. Johan Spierdijk, destijds een van de pioniers op het gebied van multidisciplinaire pijnbehandeling. Elf jaar was hij in Hengelo werkzaam, waar een multidisciplinaire pijngroep tot stand kwam met actieve leden uit de neurologie, revalidatiegeneeskunde, psychologie en huisartsgeneeskunde. In 1997 kwam hij naar het toenmalige Academisch Ziekenhuis Groningen om samen met dr. Pim Meijler leiding te geven aan het Behandel- en kenniscentrum voor pijn. Het centrum is een derdelijns instelling voor de diagnostiek en behandeling van chronische complexe pijn. (In 2010 is de leiding van het PijnCentrum overgedragen aan dr. Gerbrand Groen.)
Zijn wetenschappelijke interesse gaat uit naar de behandeling van neuropathische pijn en de geschiedenis van de geneeskunde.
Hij geeft met veel plezier onderwijs aan studenten, assistenten, verpleegkundigen en professionals.

Inleiding

Pijn is een onaangename sensatie. De oorzaak is doorgaans een beschadiging van het lichaam, of een dreigende beschadiging. Pijn zorgt ervoor dat wij ons in acht nemen om de gevolgen van de beschadiging zoveel mogelijk te beperken. Pijn is sterker dan onze wil; we worden gedwongen ons zo te gedragen dat er niet meer schade optreedt. Pijn maakt ons bang, en angst voor pijn bepaalt ons gedrag. Pijn is persoonlijk, niemand kan de pijn van een ander voelen. Soms raken we gewond zonder dat we het merken, zonder de waarschuwing van pijn die er hoort te zijn. Hoe is dat mogelijk? Sommige mensen zeggen dat ze vreselijk pijn lijden, terwijl we aan hun gedrag niets bijzonders merken. Hoe kan dat? Verdriet doet pijn, waarom gebruiken we hetzelfde woord wanneer we gewond zijn? Er zijn mensen die ondanks hoge doseringen pijnstillers vreselijk pijn lijden. Waarom werken die pijnstillers dan niet? Kun je pijn voelen als je slaapt? Wat is pijn eigenlijk? Zijn er verschillende soorten pijn? Wat kunnen we eraan doen? Het is duidelijk dat het verschijnsel pijn zowel een nuttige als een ziekelijke rol kan spelen in het menselijk bestaan.

De beste definitie van het begrip pijn is die van de International Association for the Study of Pain (IASP), een wereldwijde vereniging van artsen, psychologen, verpleegkundigen, fysiotherapeuten, wetenschappers en allen die bij het wetenschappelijk onderzoek naar en de behandeling van pijn betrokken zijn. De IASP geeft een vooraanstaand wetenschappelijk tijdschrift uit, verzorgt nascholing, organiseert regelmatig congressen en heeft een uitgeverij. De Nederlandse afdeling heet de 'Dutch Pain Society' (DPS), voorheen de Nederlandse Vereniging ter bestudering van Pijn (NVBP).

'Pijn is een onaangename sensatie die duidt op (dreigende) weefselbeschadiging, of wordt beschreven in zulke termen.'

Er zit meer achter deze ogenschijnlijk eenvoudige zin dan op het eerste gezicht lijkt. Wat betekent de bijzin eigenlijk '... of wordt beschreven in zulke termen.'? Het betekent dat als iemand zegt dat iets pijnlijk is, het ook pijn ís. Pijn is dus wat de ander zegt dat het is. Dus niet wat wij dénken dat die ander voelt. Hier komt een fundamenteel geschil naar voren tussen de pijnlijder (patiënt) en de hulpverlener (verstrekker van pijnstillende middelen). Wie in dit boek verder wil lezen, zal moeten aanvaarden dat pijn iets is wat de patiënt aangeeft, waarvoor geen objectiveerbare maat bestaat. Als het niet mogelijk is de patiënt op zijn woord te geloven, ontstaat er een probleem bij de effectieve behandeling van pijn.

De auteurs van dit boek zijn overtuigd van de multimodale aspecten van pijn en pijnbeleving. Pijn kan alleen begrepen worden als rekening wordt gehouden met biologische, psychologische en sociaal-culturele aspecten. Enkele voorbeelden verduidelijken wat we bedoelen (zie kader).

> Een 50-jarige man blijft na een herniaoperatie pijnklachten houden. Hij kan niet aan het werk. Volgens de chirurg en de neuroloog is alles in orde. Hij blijkt een conflict op zijn werk te hebben.
>
> Een 30-jarige vrouw heeft al vijftien jaar buikpijn, zij heeft talloze specialisten bezocht, is inmiddels een aantal keren geopereerd, geneesmiddelen helpen haar niet. Zij is als kind misbruikt, maar kan daar niet over praten.

In het geval van acute pijn is het doorgaans eenvoudig de oorzaak van de pijn en het gevolg ervan te begrijpen; dat geldt ook voor de patiënt. Bij chronische pijn is dit verband vaak onduidelijk; de oorspronkelijke oorzaak is niet meer actueel, er zijn meerdere, elkaar beïnvloedende gevolgen en het psychisch en sociaal functioneren heeft eronder geleden. Een eenvoudige oplossing, zoals bij de behandeling van acute pijn mogelijk is, behoort niet tot de mogelijkheden. Toch zijn de verwachtingen van patiënten vaak hoog.

Dit boek wil helderheid scheppen in het fenomeen pijn in acute en chronische situaties, in het belang van de diagnostiek, de behandelingsmogelijkheden en informatie over specifieke klinische beelden.

Geschiedenis 2

Het zelfstandig naamwoord pijn wordt in onze taal voor zowel lichamelijke als geestelijke pijn gebruikt. In de dagelijkse praktijk weerhoudt de vrees een aansteller gevonden te worden de meesten van ons er echter van de psychische gevolgen van onze pijn onder ogen te zien of te willen bespreken.

Waarom zeggen we tegen een kind dat een vaccinatie gaat krijgen: 'Het doet geen pijn!'? (Het doet immers wél pijn.) De verklaring voor deze schijnbaar onlogische aanpak ligt in de geschiedenis en in de cultuur. Ons woord pijn stamt af van het Latijnse poena dat 'straf' betekent. Straf voor een onhandigheid die leidt tot een verwonding, of goddelijke straf in het geval van inwendige ziekten waarvan de oorzaak onduidelijk was. Plato (427-347 v.Chr.) wees erop dat het gevoel van pijn samengaat met een emotie. Deze emotie was onaangenaam en leidde ertoe dat men herhaling probeerde te voorkomen. Pijn dwingt de mens zijn lichaam te respecteren en het niet te beschadigen. Ook in de oudheid werd al geprobeerd om pijn te verminderen, bijvoorbeeld met warmte of door het toedienen van kruidenmengsels. Zulke mengsels bevatten middelen waarvan de pijnstillende of slaapverwekkende werking inmiddels is vastgesteld.

Galenus (129-200) bepaalde 1500 jaar lang de kijk op de werking en de ziekten van het menselijk lichaam. Hij meende dat pijn het gevolg was van de verstoring van het evenwicht van de kwaliteiten warm versus koud en van droog versus vochtig. Behandelingen werden in het licht van die visie ingesteld; zo had opium een verkoelende werking.

De Leidse hoogleraar Boerhaave (1668-1738) was de eerste arts die onderwijs gaf aan het ziekbed van de patiënt. Hij wees erop dat er ernstige pijn ontstaat als de darm of de urineleider verstopt en uitgezet raakt. Ook waren 'bittere stoffen' een bron van pijn. Dat hij over het verschijnsel pijn nadacht, blijkt ook uit zijn opmerking dat iemand zich het pijngevoel zelf niet herinnert, maar wel de onaangenaamheid ervan; zelfs zo dat het gedrag erdoor wordt bepaald.

Tot halverwege de negentiende eeuw waren er nauwelijks effectieve en veilige manieren om pijn te behandelen. Operaties waren ingrepen die slechts enkele minuten duurden: abces opensnijden, amputatie van een hopeloos verwonde arm of been, een blaassteen verwijderen. De pijnlijkheid van de operatie hield patiënten zo lang mogelijk uit de buurt van de chirurgijn.

De verlichting van de westerse beschaving bracht met zich mee dat ziekte, pijn en lijden niet alleen maar als een goddelijke straf werden ervaren, die, mits moedig gedragen, tot een plaats in de hemel leidde. Geleidelijk werd het mogelijk in te grijpen in het verloop van ziekten en bij verwondingen. Een baanbrekende ontwikkeling was de ontdekking dat het met de vluchtige dampen van chloroform en ether mogelijk was mensen tijdelijk te bedwelmen, zodat ze de operatie niet bewust hoefden mee te maken. Binnen een jaar na deze ontdekking, in 1846, werd dit over de hele wereld toegepast. De narcose werd een deel van het operatieritueel.

Plaatselijke verdoving werd mogelijk toen het Zuid-Amerikaanse cocaine naar Europa werd gebracht. In 1884 bleek dat cocaïne op slijmvliezen en na inspuiting tijdelijke gevoelloosheid teweeg kon brengen. In 1899 probeerde een chirurg het effect van cocaïne uit door het via lumbaalpunctie bij zichzelf in te spuiten; het bezorgde hem een tijdelijk verdoofd onderlijf (en een paar dagen hoofdpijn en braken).

De stof morfine was al in 1803 uit ruwe opium gezuiverd. Na de ontwikkeling van de spuit en injectienaald werd ook morfine ingezet om pijn te verlichten.

Men zocht uiteraard naar veilige manieren om deze middelen toe te dienen, zodat men de twintigste eeuw inging als een werkelijk nieuw tijdperk: er waren eindelijk manieren om iets aan ernstige pijn tijdens en na operaties te doen.

Met de komst van wetenschappelijk onderzoek met behulp van de microscoop werd het in de negentiende eeuw ook mogelijk het verschijnsel pijn te verklaren. Door het gebruik van de microscoop werd de bouw van de zenuwen, het ruggenmerg en de hersenen duidelijk. Niet alle verschijnselen konden echter worden verklaard met de verschillende theorieën die te maken hadden met de werking van het gevoel (sensorische systeem). Soms is er pijn zonder een verwonding, of een verschijnsel zoals fantoompijn; bekende zaken waarvoor neurofysiologische verklaringen zijn gevonden.

Hoe mensen met pijn omgaan, wordt in belangrijke mate door hun cultuur bepaald. Is er bewondering voor het stoïcijns verdragen van pijnlijke ziekten, mag je het uitschreeuwen, wil je geen aansteller lijken? In de verschillende culturen wordt daar heel divers mee omgegaan. Het is belangrijk een idee te hebben van de normen van de patiënten die we behandelen (zie verder hoofdstuk 9). Pijn is immers een subjectieve gewaarwording, die alleen via communicatie aan een ander kan worden verduidelijkt.

3 Anatomie en fysiologie[1]

3.1 Acute pijn 17

3.2 Chronische pijn 23

3.3 Chronische pijn en limbisch systeem? 23

Om het verschijnsel pijn goed te beschrijven is het zinvol een onderscheid te maken tussen:
1 acute pijn (nociceptieve pijn, zoals bij verwonding of beschadiging van het lichaam);
2 chronische pijn (verschillende soorten pijn die al langer dan drie maanden bestaan).

Een ander onderscheid, dat ten dele overeenkomt met de indeling naar acute/chronische pijn, is die naar nociceptie (beschadiging) en andere pijn (niet-nociceptief). In het geval van nociceptieve pijn bij een wond of ontsteking neemt de pijn af en verdwijnt na genezing. Als de pijn van niet-nociceptieve aard is, gelden er vaak andere regels en verdwijnt de pijn niet. Acute pijn is dus doorgaans nociceptief, maar nociceptieve pijn kan wel chronisch worden.

3.1 Acute pijn

Het gevoelssysteem is zeer ingewikkeld en kan zich aan de omstandigheden aanpassen. Het is opgebouwd uit de volgende nociceptoren (receptoren die schade aangeven):
– drukgevoelige (met gemyeliniseerde A-delta zenuwvezels);
– temperatuur- en chemisch gevoelige (met dunne ongemyeliniseerde C-zenuwvezels), die zich in de huid, spieren, pezen, gewrichtskapsels, het hoornvlies, de tandpulpa en in de organen (viscera) bevinden.

[1] Zie ook *Medische Fysiologie en Anatomie* uit de serie basiswerken (p. 283-293).

Nociceptoren kunnen gevoeliger worden (perifere sensitisatie) onder invloed van:
- een ontsteking;
- herhaald trauma;
- ontstekingsmediatoren zoals histamine, bradykinine en 5-hydroxytryptamine, stoffen die bij een ontsteking vrijkomen en de gevoeligheid van de zenuwuiteinden verhogen;
- prostaglandines en prostacyclines, stoffen die onder invloed van de enzymen cyclo-oxygenase 1 of 2 (COX-1 of -2) een belangrijke rol spelen bij de bepaling van de gevoeligheid van perifere nociceptoren. De werking van COX-1 en -2 wordt geremd door de niet-steroide anti-ontstekingsmiddelen (NSAID's).

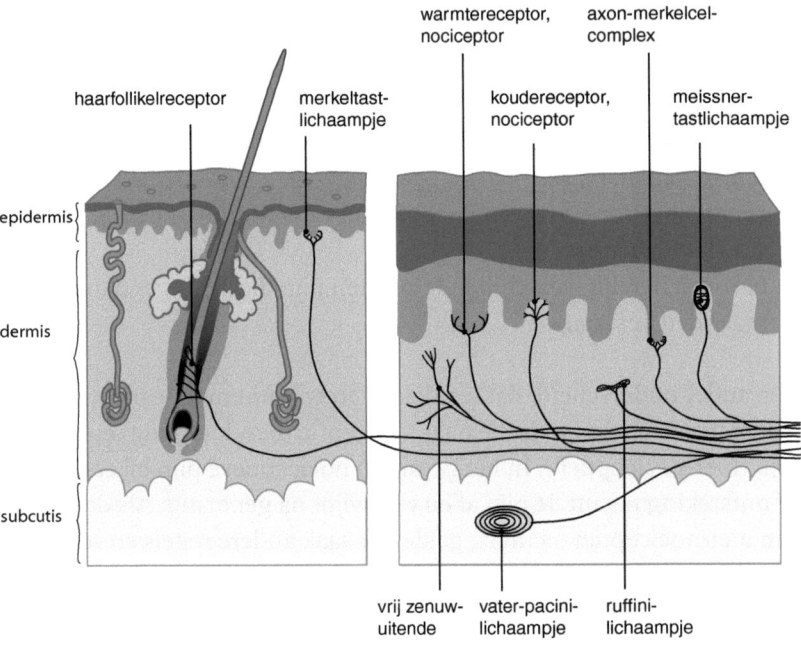

De C-vezels geleiden de informatie langzaam (1 meter per seconde) en de A-delta vezels snel (2-7 meter per seconde) naar de zenuwcellen (neuronen) in de achterhoorn van het ruggenmerg. Er zijn neuronen die uitsluitend nociceptieve prikkels afhandelen en neuronen die zowel nociceptieve als andere prikkels voortgeleiden. Van de laatste is bijzonder dat ze maar één van beide tegelijk kunnen: of pijngeleiding of iets anders.

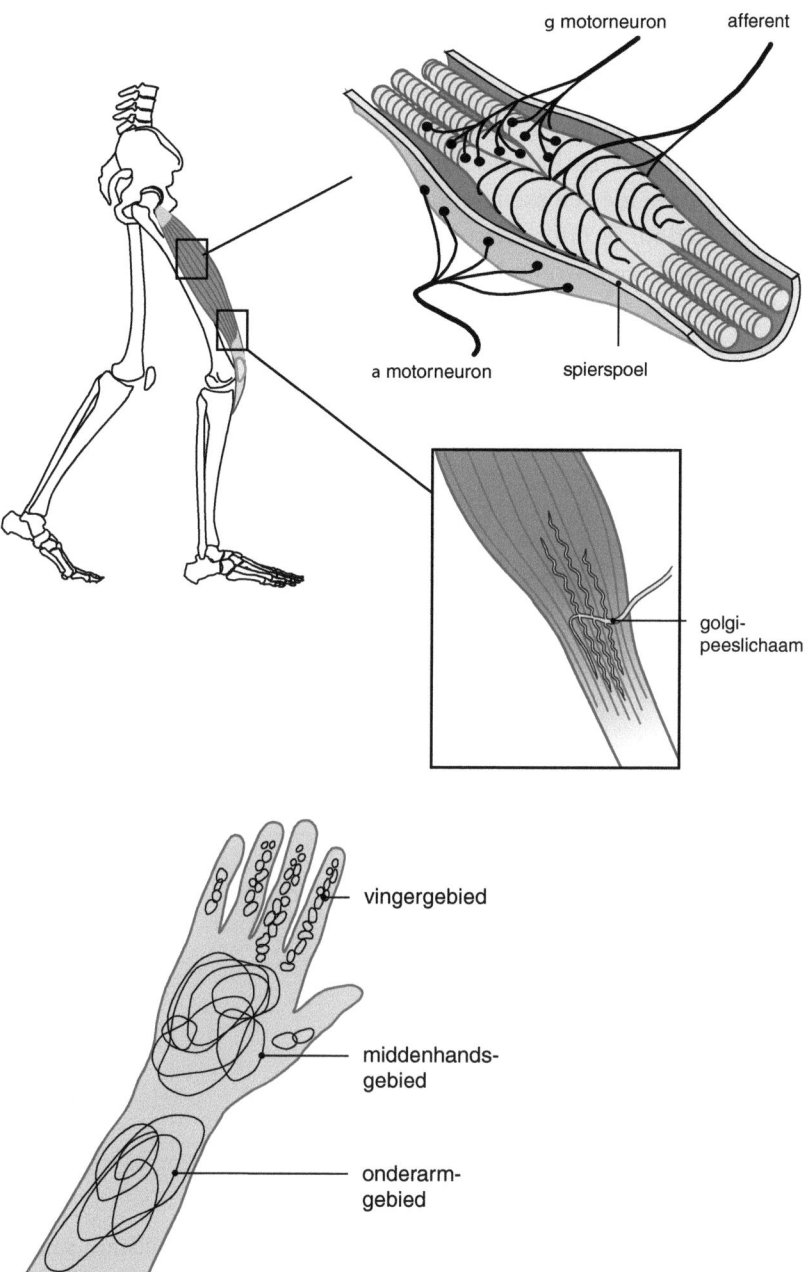

Afbeelding 3.1a-c Receptoren in de huid en spieren zijn gevoelig voor aanraking, druk, warmte, koude en schade (nociceptoren). De nociceptoren hebben geen specifiek receptorlichaam; het zijn vrije zenuwuiteinden. De helft van alle receptoren zijn nociceptoren.

De gevoeligheid van neuronen voor prikkels kan sterk worden beïnvloed door stoffen die andere zenuwcellen in de buurt vrijmaken (glutamaat en aspartaat), hormoonstoffen (GABA, enkefalines, serotonine, noradrenaline, adenosine) en door stimulatie of remming van andere neuronen. De beïnvloeding van neuronen onderling geschiedt door synapsen die een exciterende of juist een inhiberende werking hebben en door de effecten van de hiervoor genoemde stoffen op receptoren in de zenuwmembraan. Het cumulatieve effect van al deze invloeden bepaalt of een neuron ontlaadt en een signaal afgeeft naar verderop gelegen neuronen.

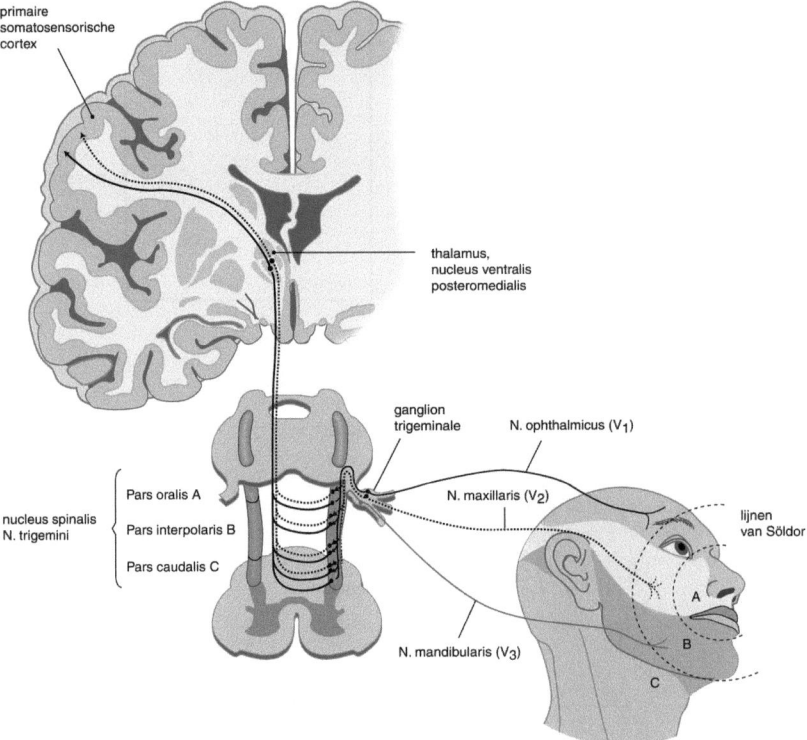

Afbeelding 3.2 Schematische weergave van het verloop van pijnbanen vanuit het gezicht naar de hersenen.

De informatieverwerking in de achterhoorn van het ruggenmerg wordt schematisch beschreven in de 'poorttheorie' van de psycholoog Melzack en de neuroanatoom Wall. Voortbouwend op het inzicht van de Nederlandse neurochirurg Noordenbos stelt deze theorie dat het schakelneuron ('wide dynamic range neuron, WDR') óf prikkels van dikke afferente vezels, óf die van de dunne afferente vezels doorlaat. Hiermee worden bekende verschijnselen verklaard, bijvoorbeeld dat wrijven helpt nadat je je pijnlijk gestoten hebt. Neuromodulatieve pijnbehandeling is op deze theorie gebaseerd.

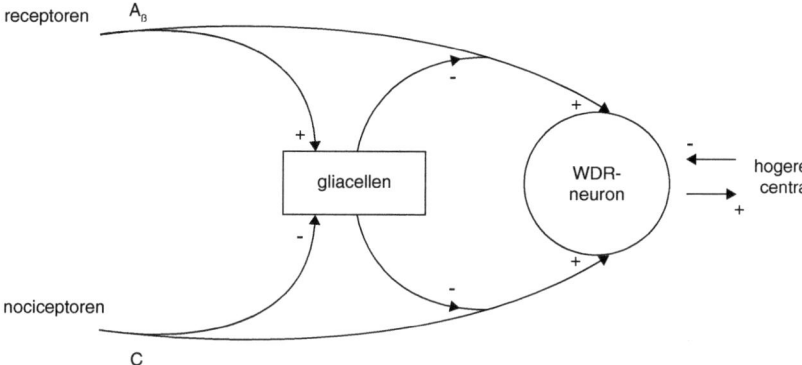

Afbeelding 3.3 De poorttheorie van Melzack en Wall vereenvoudigd schematisch weergegeven. Als het 'wide dynamic range' (WDR) neuron een signaal naar hogere centra stuurt, kan er pijn ervaren worden. Het WDR-neuron doet dit als het voldoende geprikkeld wordt door C-vezels afkomstig van nociceptoren. Het WDR-neuron wordt echter geremd door prikkels van A-bètavezels afkomstig van drukreceptoren. Andere cellen in de glia hebben een versterkend of juist remmend effect op deze prikkels. Het resultaat kan zijn dat ernstige schade niet wordt opgemerkt of dat er pijn wordt gevoeld terwijl er in het geheel geen schade (meer) is.

Een pijnprikkel loopt van de achterhoornneuronen rechtstreeks naar de motorische voorhoornneuronen, die een flexorrespons teweegbrengen (terugtrekreflex) en via het spinothalamische systeem in het ruggenmerg naar de thalamus in de hersenen. Daar vindt een splitsing plaats: naar een deel van de hersenen waar de plaatsbepaling plaatsvindt (de primaire en secundaire somatosensorische cortex) en naar de delen waar er betekenis aan gegeven wordt (limbisch systeem: periaquaductale grijs, cortex cinguli anterior, amygdala, basale ganglia, insula, en cortex prefrontalis). Er is ook een systeem dat van de hersenen naar de neuronen in het ruggenmerg loopt (descenderende controle). Zoals vrijwel overal in het lichaam beschikken functionele systemen over terugkoppelingen.
Pijn is een persoonlijke emotie, die alleen kan worden beschreven om anderen te laten delen in de intensiteit en kwaliteit ervan. Bij baby's en mensen met een zintuiglijke of uitingsstoornis kan alleen afgegaan

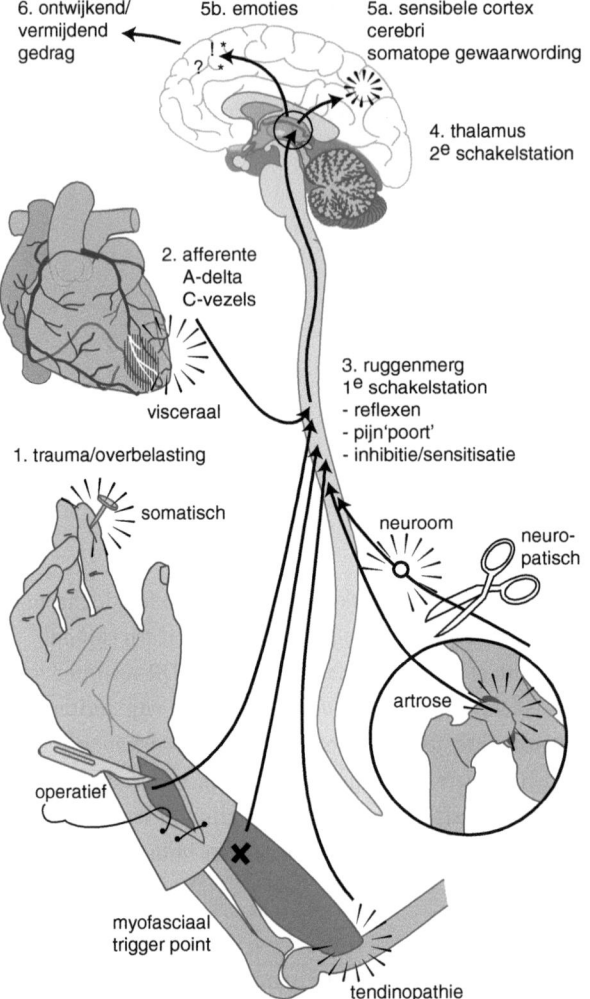

Afbeelding 3.4 Schematische weergave van het proces van verschillende pijnprikkels tot gewaarwording en gedrag.

worden op de terugtrekkingsreflex, de contractie van de aangezichtsspieren (m. orbicularis oculi) en vocalisaties (huilen, krijsen).

Samenvattend: bij (dreigende) schade aan het lichaam worden receptoren geprikkeld, die signalen door de zenuwvezels naar het ruggenmerg geleiden. Daar kunnen de signalen worden doorgegeven aan de hersenen, die plaats en ernst van de schade beoordelen. Daarna volgt verdere actie.

Bijzondere vormen van pijn zijn:
Koliek. Spasmen van gladde spieren als een hol orgaan uitgezet raakt, meestal door verstopping. De patiënt rolt en beweegt tijdens de zeer pijnlijke koliekaanvallen. Deze bewegingsdrang is opvallend, juist omdat bij andere pijnlijke aandoeningen beweging wordt vermeden.

Referred pain (gerefereerde pijn). Pijn ontstaat ergens in het inwendige van het lichaam, maar wordt waargenomen aan de oppervlakte op de huid, op enige afstand van de bron van de pijn. De verklaring is dat er veel meer zenuwuiteinden op de huid zijn dan inwendig, en dat de plaatsbepaling in de hersenen plaatsvindt in het grootste gebied.

Fantoompijn (pijn in een lichaamsdeel dat niet meer aanwezig is). Het is een vorm van deafferentiatiepijn, pijn die ontstaat als de afferente zenuwvoorziening onderbroken is, zoals na amputatie. Het moet onderscheiden worden van het fantoomfenomeen, het gevoel dat het lichaamsdeel er nog zit.

Neuropathische pijn. Pijn die ontstaat als de zenuwen of het centraal zenuwstelsel beschadigd zijn. Deze pijn wordt beschreven in hoofdstuk 18.

In de basale kernen van de hersenen worden emoties tot expressie gebracht (grimas of het uitroepen van pijn).

3.2 Chronische pijn

In het geval van chronische pijn zijn de verklaringen veel ingewikkelder en moeilijk aan de patiënt uit te leggen. Oorzaken van langdurige pijn kunnen zijn:
- langdurige ontsteking (reumatoïde artritis);
- langdurige nociceptie (arthrosis deformans);
- zenuwweefselschade (neuropathische pijn);
- ischemische pijn (angina pectoris, claudicatio intermittens);
- langdurige overbelasting (tendinopathie);
- spieroverbelasting (myofasciale pijn);
- sensitisatie;
- regionaal pijnsyndroom.

3.3 Chronische pijn en limbisch systeem?

Chronische pijn is vrijwel altijd complex; dat wil zeggen, er zijn meerdere factoren die tegelijkertijd bijdragen aan de pijn en de pijnbeleving. Dat maakt zowel de diagnose als de behandeling multifactorieel. De prognose van chronische pijn is veel slechter dan die van acute pijn. Bij chronische pijn is er meer betrokkenheid van het limbische systeem in de hersenen; hier wordt er betekenis en gevoel aan de waargenomen pijnsensatie gegeven. Angst, depressie, boosheid en andere emoties kunnen aan de pijnervaring worden gekoppeld.

Om oorzaken van pijn op te sporen, en om bewust te zijn van zaken die een rol kunnen spelen bij het in stand houden van de pijn, wordt bij de evaluatie van pijn gebruikgemaakt van een waarschuwingssysteem met rode en gele vlaggen.
Rode vlaggen waarschuwen voor mogelijke oorzaken die opgespoord moeten worden, voordat er verdergegaan mag worden. Het zijn dus dwingende signalen.

> **Rode vlaggen**
> Verdenking op onderliggende ernstige ziekte, zoals:
> – infectie;
> – kanker (metastase);
> – druk op het ruggenmerg (bloeding, abces);
> – vaataandoening (aneurysma, trombose);
> – systeemziekte;
> – voorgeschiedenis van ernstige ziekte met mogelijk late gevolgen, zoals:
>   • maligniteit,
>   • tuberculose.

Indien bij de anamnese van een patiënt met onbegrepen pijn een verdenking op een rode vlag ontstaat dan moet dat (zo snel mogelijk) worden uitgezocht. Als de pijn een uiting is van een ziekte en er een oorzakelijke behandeling mogelijk is, dan dient die uiteraard plaats te vinden. Wanneer dat niet mogelijk is, kan er een behandeling worden geboden die zich richt op de symptomen. Dat is tweede keus, maar onder de omstandigheden het beste. Ten onrechte symptomatisch behandelen betekent dat de diagnose gemist is; vaak een reden voor de patiënt, of diens familie, om een klacht tegen de behandelaar in te dienen.

> **Voorbeeld**
> Een gezonde man van 55 jaar, geen ziekten in de voorgeschiedenis, roker, gaat naar de arts om te klagen over pijn in zijn rug. Sinds enige tijd heeft hij een hinderlijke pijn in zijn rug, die niet reageert op paracetamol. Hij wordt verwezen naar de fysiotherapeut. De pijn blijkt tussen de schouderbladen te zitten. Een paar weken later scheurt het aneurysma in de thoracale aorta, met fatale gevolgen.
>
> *Bespreking*
> Lage rugpijn komt veel voor en is zelden een teken van iets ernstigs. Hoge rugpijn is echter, bij een patiënt zonder voorgeschiedenis, verdacht voor onderliggende pathologie, zoals in het voorbeeld ook bleek. Het nalopen van de rode en gele vlaggen helpt om belangrijke oorzaken en onderhoudende factoren tijdig te herkennen.

> **Gele vlaggen**
> Het voorkomen van de volgende zaken verhoogt de kans op chroniciteit en invaliditeit:
> - klachten die:
>   - langer bestaan
>   - eerder voorkwamen
>   - als zeer ernstig worden ervaren
> - angst;
> - depressiviteit;
> - controleverlies;
> - catastroferen;
> - sterk verminderde activiteiten, werkverzuim;
> - afhankelijkheid van passieve behandelwijzen;
> - gebruik van niet-effectieve, of excessieve hoeveelheden medicatie.

Gele vlaggen wijzen op eigenschappen en gedrag van de patiënt waarvan de behandelaar op de hoogte dient te zijn om de klachten effectief te kunnen behandelen. Allen die betrokken zijn bij de behandeling kunnen ertoe bijdragen de diagnostiek in deze zin volledig te maken.

> **Voorbeeld**
> Een vrouw van 35 jaar kan haar werk niet doen vanwege rugpijn. Drie jaar geleden had zij een hernia met pijn in haar been, die verdween na een operatie. De rugpijn is gebleven, wisselend van ernst. Zij denkt nog steeds een hernia te hebben. En dat zegt ook haar alternatief genezer, naar wie ze wekelijks gaat. Haar artsen zeggen echter dat ze geen hernia meer heeft, terwijl ze elke dag rugpijn met een pijnscore van 8 ervaart. Ze neemt paracetamol tabletten met codeïne, tot tien per dag, zonder dat ze kan zeggen dat het echt helpt. Ze is er verdrietig van, gaat niet meer naar volleybal en heeft ook geen zin meer in verjaardagsfeestjes. Binnenkort is er een herkeuring waar ze erg tegenop ziet. Ze wil weten wat ze heeft en een behandeling die haar van de pijn af helpt.

Een geschiedenis zoals in dit voorbeeld is niet zeldzaam. De gele vlaggen betekenen dat er sprake is van chronische en complexe pijn met ernstige gevolgen. Sommige gevolgen zijn in de loop van de tijd onderhoudend of medeoorzaak geworden, vaak gaat het om een moeilijk te ontwarren geheel. Een lastig probleem in een dergelijke geschiedenis is, dat de patiënt de aandacht van de behandelaars voor de gele vlaggen kan interpreteren als 'ze denken dat het tussen mijn oren zit'. Oorzaak en gevolg worden omgedraaid. Ten onrechte, de behandelaars proberen oorzaken en gevolgen in kaart te brengen, maar de patiënt volgt een simpel oorzaak-gevolg model: ik heb pijn, dat komt ergens vandaan, als het gevonden is, kan het behandeld worden. Ze moeten gewoon goed zoeken, liefst met een scan, want daar is het op te zien. Het vergt goede communicatieve vaardigheden om de patiënt ervan te overtuigen dat het in het geval van chronische pijn niet zo simpel ligt. Als dat ondanks alles niet lukt, spreekt men van *somatiseren* (zie hoofdstuk 7).
Zwart-witdenken: iets is óf lichamelijk, óf psychisch, speelt ons ook parten. Juist bij het verschijnsel pijn spelen zowel lichamelijke factoren (receptoren, zenuwen, centrale neuronen, de hersenen) als de beleving een niet te scheiden rol.

Bij patiënten met chronische pijn kan door lichamelijk en aanvullend onderzoek worden aangetoond dat de receptoren in de huid en het houdings- en bewegingsapparaat van het betreffende pijnlijke gebied lagere drempels voor prikkels hebben. Ook kunnen prikkels bij de voortgeleiding in de zenuwen 'kruisen', dat wil zeggen via een andere baan verdergaan. Zo kan er ten onrechte pijn ervaren worden in plaats van aanraking of lichte druk. Ook in het ruggenmerg kunnen de neuronen die prikkels naar hogere centra doorsturen hun drempels verlagen, waardoor de gevoeligheid toeneemt. De mate waarin de patiënt hinder ervaart en de pijn angst en depressiviteit oproept, kan toenemen. Zulke veranderingen worden neuroplasticiteit genoemd. Het betekent dat het zenuwstelsel zich continu kan aanpassen aan de omstandigheden. Chronische pijn kan opgevat worden als een stoornis van het gehele systeem. Behandelingen richten zich erop de stoornis op te heffen of terug te draaien naar normaal functioneren. Chronische pijn op basis van neuroplastische veranderingen in het perifere en in het centrale zenuwstelsel kan alleen op een multimodale wijze worden behandeld.

Pijnmeting   4

4.1	Inleiding	28
4.2	Pijnmeetinstrumenten	29
4.3	Pijn meten bij kinderen en adolescenten	32

4.1 Inleiding

Pijn wordt voluit gedefinieerd als 'een onplezierige sensorische en/of emotionele ervaring die in verband wordt gebracht met actuele of potentiële weefselbeschadiging, of in dergelijke termen wordt beschreven'. Pijn is dus een subjectieve emotionele ervaring die alleen indirect meetbaar is.

Alleen de patiënt kan aangeven dat hij pijn heeft en het oordeel van de patiënt is leidend. Pijn is dus een individuele ervaring, die bovendien wordt beïnvloed door lichamelijke, psychologische en omgevingsfactoren, zoals voorgaande ervaringen, cultuur, copingstrategieën en angst. Er vinden complexe interacties plaats tussen lichamelijke, psychologische en sociale factoren. Per pijnprobleem kunnen de verhoudingen tussen deze dimensies anders liggen.

Het is van groot belang om aan de patiënt te vragen of hij pijn heeft, in plaats van de inschatting van de zorgverlener te volgen. Uit verschillende studies blijkt dat zorgverleners de neiging hebben om pijn te onderschatten en deze onderschatting neemt toe naarmate de klinische ervaring toeneemt. Dit is een belangrijke reden om meetinstrumenten in de patiëntenzorg te gebruiken, zodat er een meer objectief beeld beschikbaar is dan de (persoonlijke) inschatting van de hulpverlener.

Het vaststellen en beoordelen van pijn als 'fifth vital sign' is fundamenteel voor het identificeren en vervolgen van pijn. Systematisch meten van pijn kan leiden tot een verbetering van pijnbehandeling.

4.2 Pijnmeetinstrumenten

Er is verschil tussen pijnmeten en pijnbeoordeling. Het eerste is gericht op de directe aspecten van pijn, zoals intensiteit, aard, duur en frequentie. Bij pijnbeoordeling wordt ook gekeken naar de gevolgen ervan voor het algeheel dagelijks functioneren.

Instrumenten voor het beoordelen van pijn zijn grofweg in te delen in twee categorieën: unidimensioneel en multidimensioneel. Multidimensionle instrumenten meten naast pijnintensiteit ook kenmerken van de pijn en de impact van de pijn op het individu. Deze instrumenten worden meestal gebruikt bij chronische (complexe) pijn. Bij acute pijn en postoperatieve pijn zijn unidimensionele instrumenten geschikter.

4.2.1 MULTIDIMENSIONELE INSTRUMENTEN

Voor het beoordelen van chronische (complexe) pijn zijn de afgelopen jaren talloze instrumenten ontwikkeld, en het is niet gemakkelijk er een simpel en duidelijk overzicht van te maken. Kwaliteit en intensiteit van de pijn worden gemeten, evenals de mate van functionele beperkingen en de algehele kwaliteit van leven. Er bestaat geen instrument dat alle aspecten in één keer meet. Afhankelijk van de klachten zal er gekozen moeten worden voor een bepaald instrument. Bijkomend probleem is dat de meeste instrumenten niet in Nederland zijn ontwikkeld en dus allemaal vertaald zijn. Dat kan consequenties hebben voor de psychometrische kwaliteit.

De meest bekende (en gebruikte) in Nederland zijn de McGill Pain Questionnaire (MPQ), Disability Rating Index (DRI) en de Pain Disability Index (PDI). Dit zijn generieke meetinstrumenten, daarnaast is er een heel aantal ziektespecifieke meetinstrumenten (zie voor een overzicht Köke et al., 1999).

De MPQ meet kwalitatieve aspecten van pijn. De lijst bevat twintig subschalen van drie à vier pijnbeschrijvende adjectieven, geordend in oplopende intensiteit. De patiënt wordt gevraagd de woorden te kiezen die de pijn op dat moment het beste weergeven. Deze woorden vertegenwoordigen een sensorische, een affectieve en een evaluatieve dimensie.

De disabiltity Rating Index (DRI) is een vragenlijst van twaalf items die door de patiënt zelf worden ingevuld op een Visueel Analoge Schaal (VAS). De vragen hebben betrekking op drie gebieden van het algemeen dagelijks functioneren: activiteiten dagelijks leven (ADL), dagelijkse fysieke activiteiten en (zware) werkgerelateerde activiteiten.

De pain Disability Index (PDI) is een vragenlijst van zeven items over algemeen functioneren, te scoren op een elfpuntsschaal.

Deze meetinstrumenten hebben een goede betrouwbaarheid, de validiteit is redelijk tot goed.

4.2.2 UNIDIMENSIONELE INSTRUMENTEN

Voor het beoordelen van acute pijn zijn de volgende schalen ontwikkeld:
- Visueel Analoge Schaal (VAS);
- Numeric Rating Scale (NRS);
- Verbal Rating Scale (VRS);
- Smiley voor kinderen of volwassenen met een uitingsbeperking.

De VAS bestaat uit een horizontale lijn van tien cm met beschrijvingen van pijn aan beide uiteinden. De nul, aan de linkerzijde van de schaal, wordt beschreven als 'geen pijn' en tien, aan de rechterzijde van de schaal, als 'ergst denkbare pijn'. Patiënten wordt gevraagd de mate van pijn aan te kruisen op de lijn. De afstand van dat punt naar nul in mm is de mate van de pijn (Melzack en Katz, 2006; Bijur et al., 2001).

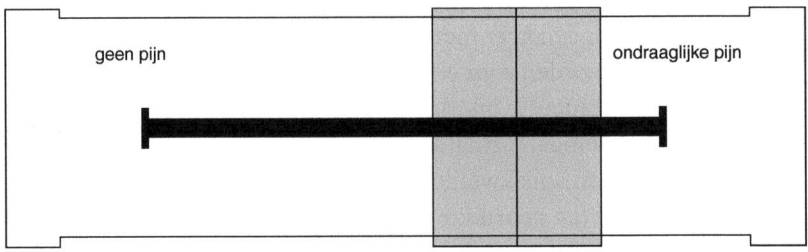

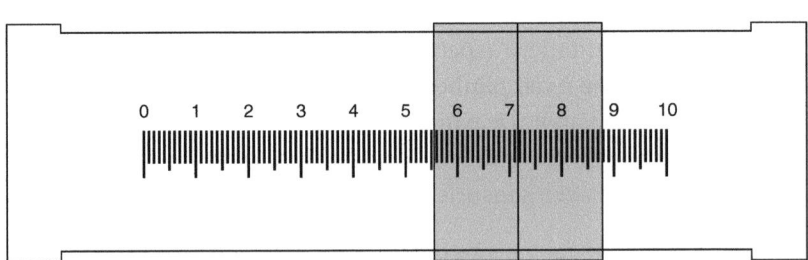

Afbeelding 4.1 *Voor- en achterkant van een VAS.*

De VAS is een betrouwbaar en valide instrument voor het vervolgen van pijn bij de individuele patiënt. De VAS is niet geschikt voor kinderen

onder de vijf jaar en ook minder geschikt voor ouderen (Melzack en Katz, 2006).
Onderzoek laat zien dat kleine verschillen op de VAS al statistisch significant kunnen zijn; dit zegt overigens niets over de klinische relevantie ervan (Gallagher et al., 2001).
De *Numeric Rating Scale* (NRS) vraagt patiënten hun mate van pijn als getal aan te geven op een schaal van nul tot tien. De nul staat voor geen pijn en tien voor de ergst denkbare pijn. De NRS kan verbaal en schriftelijk gebruikt worden. De NRS-schalen zijn eenvoudig in het gebruik, geven consistente resultaten en correleren goed met de VAS. De NRS is niet zo geschikt voor kinderen onder de vijf jaar en voor ouderen, omdat hiervoor meer concentratie, coördinatie en begrip voor getallen gevraagd wordt.
De *Verbal Rating Scale* (VRS) bestaat uit zorgvuldig gekozen bewoordingen met betrekking tot de intensiteit van pijn, die oplopend gerangschikt zijn in volgorde van intensiteit. De patiënt wordt gevraagd de bewoording te kiezen die het beste zijn pijn beschrijft. Er zijn meerdere varianten beschikbaar, variërend van vier tot zes woordenschalen: VRS-4: geen, licht, matig, ernstig, VRS-5: geen, licht, matig, ernstig, ondraaglijk, VRS-6: geen, heel licht, licht, nogal, ernstig, heel ernstig. Er is een goede correlatie tussen de VRS en de VAS, maar de VRS is minder sensitief dan de VAS. De VRS is meer geschikt voor het meten van pijn bij oudere patiënten (Melzack en Katz, 2006; Bijur et al., 2001).
Relatief nieuw is de aandacht voor pijnmeting in de traumazorg. Het onderzoek naar valide meetinstrumenten is hier schaars. De VAS en de NRS komen als betrouwbare meetinstrumenten naar voren bij deze patiëntengroep.
Er is weinig onderzoek gedaan naar klinisch relevante verschillen in scores met de NRS. Een NRS-score van onder de vier wordt in het algemeen beschouwd als een adequaat behandelde pijn in de postoperatieve fase en in de klinische setting (NVA-richtlijn, 2003).
De patiënt is de enige die kan aangeven of de pijn voldoende is afgenomen na de behandeling. Het is dus van belang om de vraag naar de pijnscore te koppelen aan de vraag of de patiënt de pijnstilling als voldoende ervaart. Een afname van de pijn met dertien mm op de VAS hoeft dus nog niet te betekenen dat de patiënt adequate pijnstilling heeft gekregen.

Tabel 4.1 Voor- en nadelen van verschillende meetinstrumenten.

schaal	voordelen	nadelen
VAS	– gevalideerd – snel en eenvoudig toe te passen – minimale scholing vereist voor afname	– scorelijst nodig – minder geschikt bij kinderen < 5 jaar en ouderen (boven de 67 jaar) – niet bruikbaar bij visuele of cognitieve problemen
NRS	– verbale versie gevalideerd – geen scorelijst nodig – snel en eenvoudig toe te passen – goede correlatie met VAS – minimale scholing vereist voor afname – bruikbaar bij telefonische triage	– taalbarrière kan gebruik beperken – minder geschikt bij kinderen < 5 jaar en ouderen (boven de 67 jaar)
VRS	– gevalideerd – betrouwbaar voor gebruik bij jonge kinderen en ouderen	– beperkingen in onderscheidend vermogen – taal- en cultuurbarrières kunnen gebruik beperken

4.3 Pijn meten bij kinderen en adolescenten

Pijn bij kinderen en adolescenten wordt veelal onderschat en onderbehandeld. Het is erg lastig voor behandelaars om te bepalen met welke meetmethoden pijn bij kinderen accuraat te meten is.
In het algemeen zijn *self-report* methoden valide meetinstrumenten (Abu Saad en Hamers, 1997).
De ontwikkelingsfase is van groot belang bij het meten van pijn bij kinderen. Kinderen rond de drie jaar kunnen de ernst van de pijn differentiëren en op een driepuntsschaal de ernst van de pijn aangeven. Kinderen rond de zeven tot acht jaar beginnen begrip te krijgen van de kwaliteit van de pijn (Turk en Melzack, 2001). Vanaf dat moment kan de VAS goed gebruikt worden. Adolescenten hebben nogal eens de neiging om pijn te ontkennen, vooral in het bijzijn van vrienden.

Veelgebruikte schalen zijn:
– De COMFORT-gedragsschaal; de Nederlandse versie bestaat uit zes observatie-items: alertheid, kalmte/agitatie, huilen, lichaamsbeweging, spierspanning en gelaatsspanning en daarnaast uit een VAS-score: de klinische blik van de verpleegkundige, omgezet in een VAS-score.
– De Faces Pain Scale, ontwikkeld door Wong en Baker (1998) voor kinderen rond de drie jaar en ouder.

- De Oucher Scale, ontwikkeld door Beyer; een etnische zelfrapportageschaal (Kaukasisch, Afrikaans, Amerikaans en Spaanstalig).
- MPQ, ontwikkeld door Melzack in 1971, een vragenlijst die de aard en frequentie in een lichaamsschema navraagt.

Psychologie van de pijn

5.1	Inleiding	34
5.2	Modellen en theorieën	35
5.3	Cognitieve theorie	37
5.4	Fear-avoidance model	38
5.5	Het gevolgenmodel	40

5.1 Inleiding

Pijn hoort bij ons leven en is van levensbelang. Het is jammer dat de psychologische invloeden op, en de gevolgen van pijn zo gemakkelijk op één hoop van 'psychische afwijkingen' worden gegooid. De neiging om lichaam en geest te scheiden en te denken in of-of-termen is helaas nogal hardnekkig: 'Als de stoornis niet in het lichaam zit, dan moet de psyche wel gestoord zijn.' Pijn heeft echter altijd een psychische en een somatische kant.
Overigens is pijn strikt genomen altijd een psychisch fenomeen: het is immers een subjectieve ervaring en die is weer sterk afhankelijk van de psychische toestand van het individu.
Psychische processen zijn van belang bij patiënten met chronische pijn; niet alleen bij de groep waar geen duidelijke somatische oorzaak bekend is, ook bij de groep patiënten bij wie wel een somatische oorzaak voor de pijn bekend is. Eigenlijk is het onderscheid tussen begrepen (somatische) en onbegrepen (psychische) pijn kunstmatig. Het verschil duidt meer op een indeling op grond van gebrek aan wetenschappelijke kennis dan op grond van een verschil in pijnmechanisme. Bovendien gaat het vooral om de gevolgen van de pijn (gevolgenmodel) die voor de (psychologische) behandeling van belang zijn.

De International Association for the Study of Pain (IASP) definieert pijn als: 'een onplezierige sensorische en/of emotionele ervaring die in verband wordt gebracht met actuele of potentiële weefselbeschadiging, of in dergelijke termen wordt beschreven.' Deze definitie heeft belangrijke psychologische implicaties:
- Pijn is fundamenteel een onplezierige of zelfs aversieve ervaring of sensatie.
- Pijn hoeft niet gerelateerd te zijn aan weefselschade.
- Pijn heeft een sterk communicatief aspect.

Biomedische verklaringsmodellen zijn niet in staat gebleken het complexe karakter van pijn goed te verklaren. Ook verschillende psychologische verklaringsmodellen kunnen de complexiteit van pijn niet verklaren.
Het biopsychosociale model, dat in 1961 voor het eerst werd beschreven door Engel, gaat uit van de complexe interactie tussen biologische, psychologische en sociale variabelen die de pijnbeleving veroorzaken en in stand houden. De ontwikkeling die leidt tot chronische pijn kan niet verklaard worden vanuit een van de variabelen afzonderlijk. De voorafgaande leergeschiedenis bepaalt voor een deel hoe pijn wordt beleefd, geïnterpreteerd en hoe men ermee omgaat. Het gaat hierbij om sociaal-cultureel bepaalde veronderstellingen over pijn, om de wijze waarop men met pijn omgaat, om het overnemen of nabootsen van pijngedrag van anderen (sociaal leren) en om persoonlijkheidsfactoren. Daarnaast spelen conditionering, affectieve en cognitieve factoren een rol bij de pijnbeleving en het pijngedrag.

5.2 Modellen en theorieën

5.2.1 HET MEDISCHE MODEL
Het meest gebruikte en meest globale model is het medische (ziekte)model. Hierbij gaat men uit van een medische diagnose die als het goed is de symptomen, bevindingen, therapie en prognose omvat. Oorzaak en ontstaanswijze zijn doorgaans helder. Als metafoor zou je het 'garagemodel' kunnen gebruiken: we zoeken waardoor het komt komt dat de auto niet start (ziekte), mogelijk is de accu leeg. De koplampen zijn niet uitgedaan bij het verlaten van de auto (oorzaak). Zolang de accu leeg blijft, kan de auto niet starten; de oplossing (behandeling) is gericht op het opladen van de accu. Als de koplampen voortaan uitgedaan worden, gebeurt het niet nog een keer (prognose). Pijn door weefselschade kan goed worden beschreven in het medische (somatische) model. Descartes was een van de eersten die pijn be-

schreef vanuit een mechanisch model. Hij veronderstelde dat er directe banen naar de hersenen liepen.

De ervaring van pijn is dus een eindproduct van een overbrengingsproces van informatie ten gevolge van weefselschade. De logische conclusie is tweeledige pijnbestrijding: de lokalisatie van de schade en vervolgens de opheffing ervan door een medische behandeling, zoals bij de behandeling van een botfractuur.

5.2.2 PSYCHODYNAMISCHE THEORIEËN

Psychodynamische theorieën gaan ervan uit dat chronische pijn een uiting is van een intrapsychisch conflict. Het kan gezien worden als een variant op het medische model, in die zin dat pijn hier ook als een symptoom van onderliggende pathologie wordt beschouwd; psychogene pathologie. Symptomen worden gezien als resultaat van onbewuste conflicten die, vanwege de angst die ze teweegbrengen, worden afgeweerd. Als het niet goed lukt op een adequate manier met die angst om te gaan, ontstaan symptomen, bijvoorbeeld pijn. Behalve het model van het intrapsychisch conflict is er het model van het ontwikkelingsconflict en de ontwikkelingsstoornis. Hierbij wordt uitgegaan van stressoren die op jonge leeftijd zijn ervaren en die het verwerkingsvermogen van het kind te boven gaan. Dat kan bijvoorbeeld een trauma zijn, dat is ontstaan doordat ouders ernstig ziek waren, overleden zijn of het kind verlieten. Seksueel misbruik of agressief gedrag valt hier ook onder. Ook zou het kunnen gaan om aangeboren kwetsbaarheid in combinatie met omgevingsfactoren die aanleiding geven tot ontwikkelingsstoornissen.

5.2.3 PERSOONLIJKHEIDSTHEORIEËN

Persoonlijkheidstheorieën gaan ervan uit dat de patiënt met chronische pijn bepaalde persoonlijkheidskenmerken heeft. Er zijn verschillende beschrijvingen bekend van karakteristieke klinische syndromen met specifieke kenmerken op het gebied van genetische constitutie, biografie en psychodynamische factoren. Dit type syndroom wordt ook wel 'pain-prone' genoemd. Deze mensen lijden aan een variant van een depressieve stoornis. Onder 'chronische-pijnprofiel' wordt een psychologisch profiel verstaan, dat typisch zou zijn voor patiënten met chronische pijn (ook organische pijn), met hoge scores op de hypochondrie-, depressie- en hysterieschalen.

Tot nu toe is er echter nog geen duidelijke 'pain-prone personality' gevonden.

5.2.4 LEERTHEORETISCH MODEL

Het leertheoretisch model gaat ervan uit dat pijn aangeleerd gedrag is (vaak is dit onbewust aangeleerd gedrag) en dus ook weer afgeleerd zou kunnen worden.

De belangrijkste toepassing is die in de gedragstherapie, waar het ook wel het stimulus-respons model (SR-model) wordt genoemd. De uitgebreide variant hierop is het SORC-model (Stimulus, Organisme, Respons en Consequentie), of functionele analyse. Centraal staat de respons, het pijngedrag. Dit gedrag is ten dele een reactie op een prikkel in de buitenwereld (S), maar wordt ook veroorzaakt door de (stabiele) kenmerken van het organisme (O) en de gevolgen van het gedrag (C). In dit schema is pijn de respons (R) en het pijngedrag veel meer dan alleen de pijnbeleving. In het oorspronkelijke model vielen alleen biologische gegevens, het vermogen om prikkels waar te nemen, onder het begrip 'organisme'. Tegenwoordig hoort het denken hier ook bij (zoals catastroferen, redeneren en fantaseren). De consequenties of de gevolgen van gedrag zijn van belang in verband met de waarschijnlijkheid dat gedrag onder gegeven omstandigheden opnieuw zal optreden. Zo kan gedrag gevolgd worden door een positieve consequentie, zoals een compliment krijgen, of gevolgd worden door een negatieve consequentie, bijvoorbeeld boos worden.

De sociale leertheorie voegt aan de leertheorie het imitatieleren toe. Wij leren gedrag op basis van imitatie van significante anderen in onze directe omgeving. Dit gebeurt grotendeels onbewust.

5.3 Cognitieve theorie

De invloed van cognitieve processen op pijn is aanzienlijk. Aandacht is daarin een belangrijke factor, maar ook attributies en verwachtingen over gevoel van controle zijn van invloed op de pijnbeleving. Attributie is de betekenis die wordt toegekend of wordt toegeschreven aan in dit geval 'pijn'.

Pijn eist de aandacht op. De aandacht voor andere zaken wordt erdoor verdrongen. Een bijkomend probleem is dat het erg moeilijk is om je er weer van los te maken. Bovendien doet aandacht voor pijn de hevigheid van de pijn toenemen. Om het nog gecompliceerder te maken zijn ook de attributies over pijn van grote invloed. Daarmee kom je in een ingewikkeld samenspel terecht van aandacht, attributies en inschatting van de ernst van de pijn en de controle die men erover verwacht te hebben.

Een duidelijk voorbeeld van de manier waarop patiënten een negatieve betekenis toekennen aan de pijn die ze ervaren, is 'catastroferen'. Niet alleen wat de patiënt zelf bedenkt, maar ook verkeerde interpretatie van de communicatie met bijvoorbeeld de arts kan aanleiding zijn voor een catastrofale attributie. Uit een aantal experimentele studies is gebleken dat een catastroferende denkstijl gepaard gaat met een hogere pijnintensiteit.

> **Voorbeeld**
> De heer De Groot is een 44-jarige man, werkt als boekhouder bij een drukkerij, is getrouwd en heeft drie zoons in de leeftijd van 6, 10 en 12 jaar. Twee jaar geleden heeft hij een hernia (HNP) gehad, waarvoor hij destijds geopereerd is. De pijnklachten zijn nauwelijks verbeterd en hij kan zijn werk met moeite halve dagen volhouden. Lang zitten is een groot probleem, evenals fietsen en wandelen. Behalve op het werk heeft hij er thuis ook problemen mee: hij kan niet meer spelen met zijn kinderen en ook zijn vrouw niet meer helpen met voorkomende klussen in huis. Hij voelt zich somber en te kort schieten in zijn rol als werknemer maar vooral ook als vader.
> Hij is ervan overtuigd dat er nog wat zit, is bang om te bewegen: 'als ik beweeg wordt de pijn erger'. Bewegen is niet veilig: 'ik kan maar beter zo weinig mogelijk doen'. Bovendien denkt hij dat als hij bukt de hernia nog erger zal worden, 'erdoor zal schieten'. Bukken voorkomt hij dus.
> De catastroferende denkstijl is zo krachtig dat hij niet of nauwelijks beweegt, waardoor hij in een vicieuze cirkel is terechtgekomen. Door alle gevolgen gaat hij zich somber voelen.

5.4 Fear-avoidance model

Een catastroferende denkstijl veroorzaakt vrees voor (hernieuwd) letsel en beweging. Deze vrees gaat gepaard met spierreactiviteit, hypervigilantie (verhoogde oplettendheid voor de omgeving en het eigen gevoel) voor mogelijke bronnen van bedreiging en vermijdingsgedrag. Vermijdingsgedrag leidt vervolgens tot *disuse* (verslapping en coördinatieverlies van spieren), toenemende depressiviteit en beperkingen in het dagelijks leven. Deze laatste verhogen de pijngevoeligheid, waardoor een negatieve spiraal ontstaat die het pijnprobleem in stand houdt.

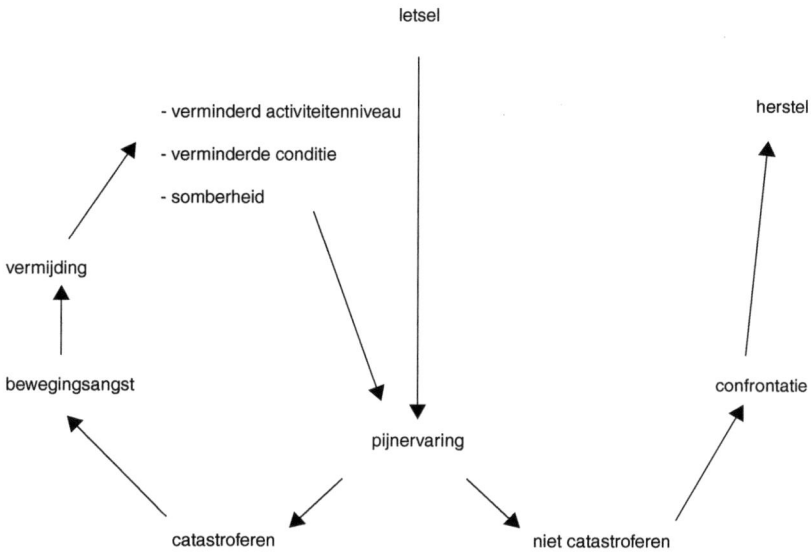

Afbeelding 5.1 *Cognitief-gedragsmatig 'vrees-vermijding' model.*

5.4.1 DEPRESSIE

Chronische pijn en depressiviteit gaan vaak samen. De vraag die hierbij altijd naar voren komt, is of depressieve klachten de oorzaak of het gevolg zijn van de pijn. Onderzoeken hiernaar leveren verschillende resultaten op. Vooralsnog gaan we ervan uit dat depressiviteit een gevolg is van pijn.

Cognitieve modellen laten zien dat denkfouten een mediërende rol spelen, waardoor pijn en depressiviteit elkaar versterken. Zo rapporteren depressieve patiënten met chronische lage rugpijn meer denkfouten, catastroferen ze meer en hebben ze meer negatieve automatische gedachten dan niet-depressieve patiënten met chronische lage rugpijn. Het operante leermodel (leertheorie) ziet depressiviteit als een gevolg van het wegvallen van belangrijke bekrachtigers die met pijn geassocieerd worden, zoals werk en sociale contacten.

5.4.2 ANGST

Angst, depressie en woede zijn de drie meest belangrijke emoties die pijn beïnvloeden. Zo is angst een belangrijke voorspeller van de intensiteit van acute pijn.

Uit hersenonderzoek blijkt dat afferente centrale verwerking van pijn voor een groot deel wordt beïnvloed door psychologische factoren. In het pijnmodel beschreven door Price versterken afferente nociceptieve signalen de cognitieve en affectieve hersengebieden. In deze hersengebieden zijn ook angst en *arousal* (opwekking/stimulatie) te vinden, evenals centra voor evaluatie van pijn, kwaliteit van de pijn en ook gebieden die betrokken zijn bij het leren en zich herinneren van pijn. Emoties zijn voor een groot deel verantwoordelijk voor het verstoren van accurate reconstructie of weergave van een pijnervaring. Verschillende studies laten zien dat wanneer pijn werd toegebracht tijdens een pijnlijke procedure, zoals een medische ingreep, de patiënt achteraf meer pijnervaring aangeeft dan tijdens de ingreep.

Cognitieve en emotionele factoren beïnvloeden de transmissie van sensorische prikkels via remmende banen van de hersenschors op 'pijnpoorten' in het ruggenmerg (zie ook poorttheorie in hoofdstuk 3).

5.5 Het gevolgenmodel

In het gevolgenmodel wordt uitgebreid stilgestaan bij wat de klachten met de patiënt doen: wat ze voor hem betekenen en welke gevolgen ze hebben voor zijn functioneren. Iemand kan bang zijn, bijvoorbeeld dat zijn klachten leiden tot een herseninfarct; of boos, doordat de klachten hem belemmeren. Angst zorgt ervoor dat hij inspanning gaat vermijden, door boosheid kan hij de pijn negeren. Beide reacties kunnen de klacht versterken en dus herstel verhinderen: het zijn in stand houdende gevolgen. Tijdens de behandeling leert de patiënt die gevolgen herkennen en loslaten. Iemand met chronische hoofdpijn kan bijvoorbeeld een vechthouding aannemen en zichzelf forceren om door te werken. De spierspanning die dat met zich meebrengt, houdt de pijn in stand.

Bij de behandeling ligt de nadruk op de factoren die de klachten in stand houden. In de communicatie met patiënten spreken wij van het 'gevolgenmodel': de manier waarop de patiënt nadenkt over de klachten en over wat hij eraan kan doen, leidt vaak tot negatieve gevolgen. Als de patiënt bijvoorbeeld merkt dat de klachten bij lichamelijke inspanning, zoals fietsen of sporten, toenemen, gaat hij minder bewegen. Door minder te bewegen gaat zijn conditie achteruit en is hij sneller moe. Deze negatieve gevolgen van de klacht brengen de patiënt in een vicieuze cirkel. Het gevolgenmodel probeert deze cirkel te doorbreken. Cognitieve gevolgen zijn bijvoorbeeld preoccupatie en selectieve aandacht. De patiënt is de hele dag bezig met zijn lichamelijke klachten; hij is zich bewust van alle fysiologische verschijnselen van zijn lichaam. Door selectieve aandacht voor lichamelijke sensaties en verontrustende ideeën over de ernst ervan ervaart de patiënt meer klachten. De patiënt geeft aan dat hij veel bezig is met zijn klachten en zich moeilijk kan concentreren op andere dingen. Emotionele ge-

volgen zijn bijvoorbeeld angst voor een ernstige ziekte of voor verdere achteruitgang.
Door hun klachten raken patiënten ook vaak ontmoedigd, verliezen ze het gevoel van controle en zien ze op tegen veranderingen. Gedragsmatige gevolgen bestaan meestal uit vermijdingsgedrag. De patiënt vermijdt activiteiten en situaties die de klachten lijken te versterken, zoals lichamelijke inspanning, sociale situaties of het eten van bepaalde voedingsmiddelen. Ook het overmatig controleren van het lichaam komt vaak voor: voelen of er bobbeltjes zijn of de pols tellen, en geruststelling zoeken in de omgeving, bij de huisarts of in het alternatieve circuit. Lichamelijke gevolgen ontstaan door verhoogde spierspanning, fysiologische stressreacties en conditieverlies door inactiviteit. De lichamelijke verschijnselen die hierdoor ontstaan, zoals pijn, trillen, zweten, duizeligheid, tintelingen, hartkloppingen en benauwdheid, kunnen de oorspronkelijke klachten verergeren.
Sociale gevolgen kunnen zichtbaar zijn in het gezin, bijvoorbeeld het niet meer kunnen uitvoeren van bepaalde activiteiten, of conflicten met de partner. Vaak zijn er problemen in de werksituatie en komt de patiënt in de Ziektewet. Ook vermijdt de patiënt sociale contacten, omdat de klachten dan kunnen toenemen. Zo raken veel patiënten sociaal geïsoleerd.
Samenvattend: pijn kan grote psychische gevolgen hebben en psychologische *make-up* of psychiatrische aanleg en factoren kunnen het beloop van een pijnlijke aandoening in belangrijke mate beïnvloeden.

Neurologische diagnostiek 6

6.1	Inleiding	42
6.2	Sensibiliteit	42
6.3	Motoriek	46
6.4	Reflexen	47
6.5	Aanvullend onderzoek	48

6.1 Inleiding

Alle patiënten met pijnklachten dienen voldoende onderzocht te zijn alvorens er een behandeling wordt gestart. Behandelbare aandoeningen worden zo mogelijk oorzakelijk aangepakt. Als dat niet mogelijk is, kan een symptomatische behandeling worden overwogen.
Neurologische diagnostiek is bedoeld om de werking van het zenuwstelsel in kaart te brengen. Na de anamnese is het gebruikelijk om systematisch onderzoek te doen naar:
- de sensibiliteit: is er sprake van hypesthesie of hyperesthesie;
- de motoriek: is de kracht van de spieren normaal;
- de reflexen: aanwezig, zwak of versterkt;
- de werking van de craniale zenuwen;
- de coördinatie.

6.2 Sensibiliteit

De plaats en het referentiepatroon van pijn en dysesthesie worden volgens het dermatoomverloop aangegeven. De huid wordt getest op pijnlijkheid, aanraking, druk, trilling en plaats in de ruimte. Er wordt onderscheid gemaakt tussen vitale (pijn-, temperatuur- en grove tastzin als waarschuwing voor dreigende schade) en gnostische sensibiliteit (informatie over de omgeving via vibratie-, bewegings- en fijne tastzin). Deze beide vormen van sensibiliteit volgen verschillende banen in het zenuwstelsel.

Pijnlijkheid wordt getest met behulp van speldenprikjes, krassen, of haren die een bepaalde druk uitoefenen (monofilamenten van Von Frey). De patiënt geeft het verschil in pijnlijkheid aan tussen de pijnlijke plek en een andere, niet-pijnlijke, plek. De pijn kan als sterker of zwakker worden ervaren; ook de aard van het gevoel kan anders zijn. Aanraking is gemakkelijk te testen met een watje maar nauwkeuriger met de monofilamenten van Von Frey.

Temperatuurzin kan met een koud of warm voorwerp in kaart worden gebracht. Gespecialiseerde apparatuur maakt gebruik van peltier-elementen om zowel drempels voor warmte- en koudepercepetie als de pijndrempels exact te kunnen meten.

Druksensatie kan eenvoudig met de duim worden getoetst, maar preciezer met een algometer, die de druk in Kgf (kilogramkracht) aangeeft.

De vibratiezin wordt getest met een stemvork van 128 Hz. De stemvork wordt enige tijd op een benig deel van de extremiteiten gehouden en de patiënt geeft aan wanneer de trillingssensatie verdwijnt. De onderzoeker kan de uitkomst vergelijken met de andere zijde en met waarneming bij zichzelf. Ook kan de patiënt met gesloten ogen aangeven of de vork wel of niet trilt bij aanraking.

Termen voor pijn/gevoel

paresthesie	ongewoon gevoel
dysesthesie	onaangenaam ongewoon gevoel
allodynie	pijn ten gevolge van een normaal niet-pijnlijke prikkel
hyperesthesie	toegenomen sensibiliteit
hypesthesie	verminderde sensibiliteit
analgesie	afwezigheid van pijnsensatie
hypoalgesie	verminderde pijnsensatie
hyperalgesie	toegenomen pijnlijkheid van een pijnlijke prikkel

44 Diagnostiek en behandeling van pijn

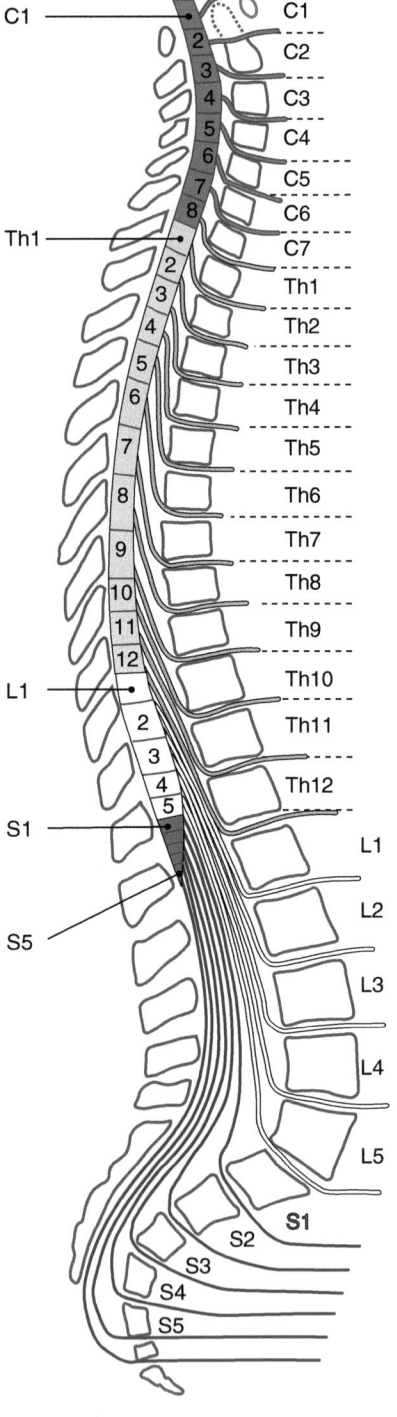

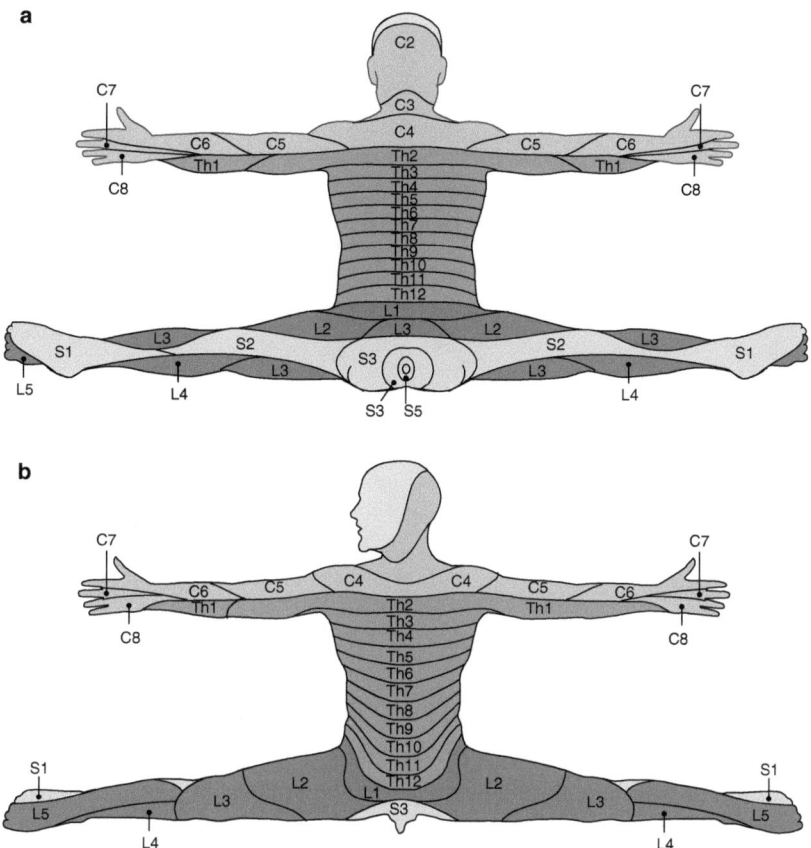

Afbeelding 6.1a en b Schematische weergaven van de segmentale innervatie van de huid. De letters en getallen geven de bijbehorende zenuwwortel aan.

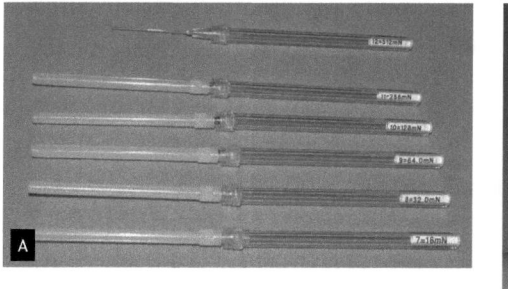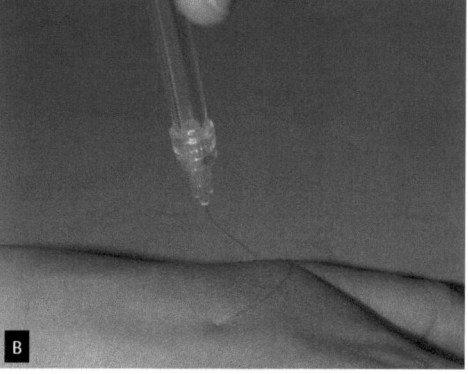

Afbeelding 6.2a en b Een von frey-monofilament (VFM) buigt iets door als het handvat met het filament op de huid wordt gedrukt. Vervolgens wordt er een gestandaardiseerde kracht op de huid uitgeoefend. Er zijn twintig soorten VFM, oplopend in dikte. Zo kunnen de drempels voor tastgevoel en voor pijn (als er sprake is van allodynie) worden bepaald (m.m.v. Polikliniek pijnbehandeling UMC Utrecht).

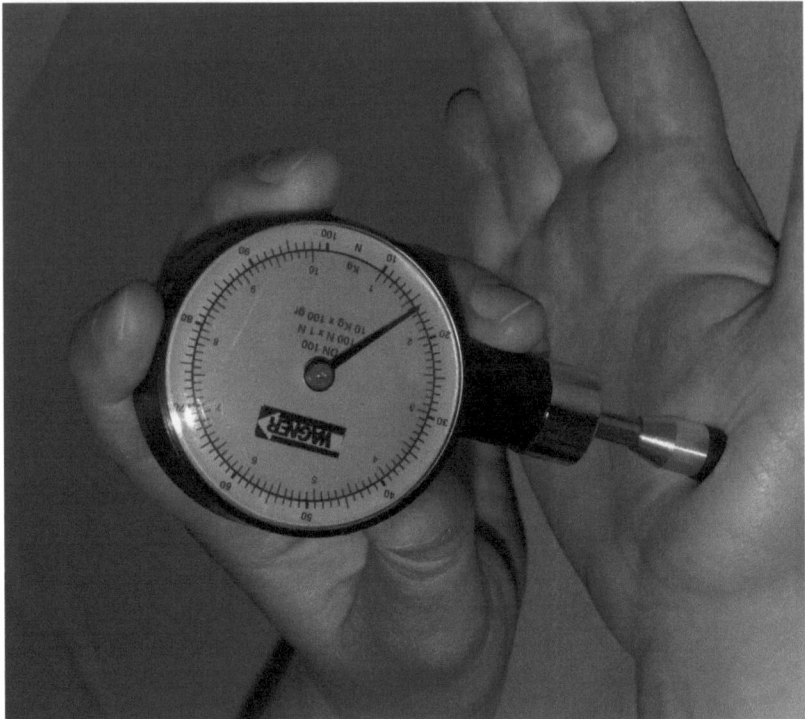

Afbeelding 6.3 De algometer is een soort weegschaal die de kracht aangeeft waarmee de stift tegen de huid wordt gedrukt (m.m.v. Polikliniek pijnbehandeling UMC Utrecht).

Kwantitatief sensorisch onderzoek (QST) is een uitgebreid protocol waarbij alle kwaliteiten van het sensorische systeem worden gemeten: gevoelsdrempels voor warmte en koude, pijndrempels, tastzin, druk- en drukpijndrempel, allodynie.

6.3 Motoriek

Vervolgens wordt het motorisch systeem beoordeeld:
- stand en houding;
- looppatroon;
- spiertonus;
- willekeurige beweging;
- kracht.

Spierkracht

0	geen enkele activiteit
1	geringe beweging, niet van gewricht
2	kan passief volledig bewegen
3	kan volledig bewegen tegen de zwaartekracht in
4	idem, tegen matige weerstand
5	idem, tegen normale weerstand

6.4 Reflexen

De reflexrespons is een objectieve beoordeling van de werking van sensorische en motorische zenuwen en hun centrale verwerking in het ruggenmerg of de hersenstam. Van vrijwel alle spieren kan de peesreflex worden opgeroepen. Daarmee wordt informatie verkregen over de werking van het segmentale ruggenmergsniveau.

Reflexrespons

0	geen
1	gering
2	actief
3	zeer actief
4	korte clonus
5	aanhoudende clonus

Clonus is het fenomeen waarbij de flexor- en de extensorspieren beurtelings samentrekken.
Als het onderzoek op een stoornis wijst, kan aanvullend onderzoek meer helderheid verschaffen wat betreft de aard en de locatie.

6.5 Aanvullend onderzoek

Veelvoorkomende aanvullende onderzoeken zijn:
- klinisch neurofysiologisch onderzoek: elektromyografie (meet de elektrische activiteit van spieren in rust en bij aanspannen; kan denervatie goed aantonen) en evoked potentials (de registratie van elektrische signalen die in de hersenen optreden na prikkeling van een zintuig; ze geven aan of het gehele systeem intact is);
- beeldvormend onderzoek: röntgenopnamen, computertomografie (CT-scan) en magnetic resonance imaging (MRI-scan). Hiermee kunnen structurele afwijkingen worden aangetoond, zoals herniae, tumoren, bloedingen en vreemde voorwerpen (zie hoofdstuk 8);
- oriënterend neurologisch onderzoek: wordt door alle artsen, artsassistenten en verpleegkundig specialisten (advanced practice nurses) uitgevoerd. Bij verdenking op pathologie wordt er een neurologisch consult gevraagd.

7 Psychiatrie

7.1	Inleiding	49
7.2	Diagnostische criteria	50
7.3	Pijnstoornis	51
7.4	Differentiaaldiagnose	51
7.5	De rol van de psychiater in de diagnostiek	52
7.6	Depressie	53
7.7	Angst	53
7.8	Misbruik van medicijnen	55
7.9	Psychiatrische behandeling	55

7.1 Inleiding

Psychiatrische diagnostiek is geïndiceerd als er in de psychosociale anamnese aanwijzingen zijn dat er sprake is van ernstige psychopathologie. In de westerse cultuur is de scheiding van lichaam en geest heel sterk. De rol van de oorzaak en die van de latere gevolgen worden nogal eens door elkaar gehaald. Het gevolg is dat onderzoek naar de achtergronden van vooralsnog onbegrepen klachten al snel tot het verwijt leidt: 'U denkt toch niet dat het tussen mijn oren zit?'. Hiermee wordt bedoeld dat de patiënt het zich zou verbeelden, zich zou aanstellen of, erger nog, zou simuleren. Het is een uitdaging om de patiënt tijdens het diagnostisch proces te overtuigen dat hij wordt geloofd, en tevens de psychische gevolgen en mogelijk pre-existente problemen in kaart te brengen. Als patiënten uitsluitend over hun pijn willen praten in lichamelijke termen en de psychische gevolgen van de pijn en psychische, pijndrempel verlagende factoren weigeren te bespreken, dan heet dit somatiseren. Het is de, lang niet altijd gemakkelijke, taak van de huisarts of degene die de specialistische intake doet om de patiënt duidelijk te maken dat hij serieus wordt genomen en dat het doel van aanvullend onderzoek, ook psychiatrisch, moet helpen een oplossing te vinden voor het pijnprobleem als geheel.

Chronische complexe pijn bestaat juist vanwege de ingewikkelde wisselwerking tussen het somatosensore systeem, de banen in het zenuwstelsel die pijnprikkels afzwakken of juist versterken en de aandacht die het bewustzijn aan de ervaren prikkels geeft.

Veel patiënten met psychiatrische problemen klagen over pijn en veel patiënten met chronische pijn worden geconfronteerd met psychiatrische problemen, zoals affectieve stoornissen, angststoornissen, middelenmisbruik of hebben last van persoonlijkheidsstoornissen, waardoor de (behandel)relatie moeizaam verloopt.

De psychiater kan een belangrijke rol vervullen in een interdisciplinair team.

7.2 Diagnostische criteria

De diagnostische criteria van de American Psychiatric Association (APA) vormen een classificatiesysteem (en dus géén diagnosesysteem) van psychische stoornissen, beschreven in de *Diagnostic and Statistical Manual of Mental Disorders* (DSM-IV-TR). Deze criteria zijn bedoeld als richtlijnen bij de beoordeling van klachten van patiënten. De psychiater maakt gebruik van dit classificatiesysteem. Behalve de pijnstoornis staan er verschillende andere differentiaaldiagnosen onder de 'Somatoforme stoornissen'. Bij somatiseren ligt er aan de lichamelijke klachten geen organische pathologie ten grondslag. De term wordt ook gebruikt wanneer er wel organische pathologie is. In dat geval overtreffen de lichamelijke klachten en de hieruit voortvloeiende beperkingen in hoge mate de klachten en beperkingen die op grond van de somatische bevindingen zouden mogen worden verwacht. Overigens is somatiseren, het vertalen van psychische klachten, ongemak of stress in somatische klachten een normaal verschijnsel.

In de meerassige beoordeling is er naast aandacht voor klinische stoornissen (As I) en persoonlijkheidsstoornissen (As II), aandacht voor somatische aandoeningen (As III), psychosociale en omgevingsproblemen (As IV) en de algehele beoordeling van het functioneren (As V). Door deze meerassige beoordeling te gebruiken kan er recht worden gedaan aan de biopsychosociale bepaaldheid van chronische pijn.

7.3 Pijnstoornis

Volgens de DSM-IV is het centrale kenmerk van een pijnstoornis dat de pijn het belangrijkste aandachtspunt is van de klinische representatie. De pijn moet ernstig genoeg zijn om klinische aandacht te rechtvaardigen. De inschatting is dat psychische factoren een belangrijke rol spelen bij de aanvang, de ernst, de toename of het onderhouden van de pijn. De diagnose pijnstoornis wordt niet gesteld als de pijn beter kan worden verklaard aan de hand van een stemmings-, angst- of een psychotische stoornis of als de pijn voldoet aan de criteria voor dyspareunie. Voorbeelden van beperkingen als gevolg van de pijnstoornis zijn: onvermogen om te werken of naar school te gaan, veelvuldig gebruik van gezondheidszorgvoorzieningen, de pijn wordt een belangrijk focus in het leven van iemand, substantieel gebruik van medicijnen en problemen in de sociale omgang.

7.4 Differentiaaldiagnose

7.4.1 CONVERSIESTOORNIS

Het centrale kenmerk van een conversiestoornis is de aanwezigheid van klachten of uitvalsverschijnselen van de vrijwillig motorische of sensorische functies, die aan een neurologische of ander algemeen medische aandoening doen denken. Op grond van de samenhang met conflicten of andere stressoren bij aanvang of verergering van de klachten wordt geoordeeld dat de klachten verband houden met psychologische factoren. Het gaat hier om een aparte groep van medisch onverklaarde klachten, ook wel pseudoneurologische klachten genoemd, zoals verlammingen of spierzwakte, verlies van stem of spraak, klachten over slikken, verlies van tast- of pijnzin, dubbelzien, blindheid, doofheid en pseudo-epileptische insulten.

7.4.2 SOMATISATIESTOORNIS

Het centrale kenmerk van een somatisatiestoornis is een patroon van terugkerende, meervoudige, klinisch belangrijke lichamelijke klachten. Een klacht is klinisch belangrijk als deze leidt tot medisch handelen en/of als er aanmerkelijke beperkingen optreden in bijvoorbeeld sociaal en/of beroepsmatig functioneren. De meervoudige lichamelijke klachten moeten in een periode van een aantal jaren optreden. De meervoudige klachten worden niet verklaard door een bekende medische aandoening.

7.4.3 HYPOCHONDRIE
Het centrale kenmerk van hypochondrie is preoccupatie met de angst of gedachte aan een ernstige ziekte te lijden, gebaseerd op misinterpretatie van één of meer lichamelijke klachten of verschijnselen. Er wordt geen medische aandoening gevonden die de bezorgdheid van de persoon rechtvaardigt. De ongefundeerde angst of gedachte blijft bestaan, ondanks medische geruststelling. Deze opvatting heeft echter niet de intensiteit van een waan.

7.4.4 NAGEBOOTSTE STOORNIS
Het centrale kenmerk van een nagebootste stoornis is het opzettelijk veroorzaken of voorwenden van lichamelijke of psychische verschijnselen of klachten. De motivatie voor het gedrag is de rol van de 'zieke' op zich te willen nemen. Externe bekrachtiging, zoals geldelijk gewin of het uit de weg gaan van wettelijke verplichtingen, is afwezig.

7.4.5 SIMULATIE
Het essentiële kenmerk van simulatie is het opzettelijk produceren van valse of sterk overdreven lichamelijke of psychische symptomen, waarbij externe motieven de aanleiding vormen, zoals het vermijden van werk, verkrijgen van een financiële tegemoetkoming, ontlopen van gerechtelijke vervolging of het verkrijgen van drugs.

7.5 De rol van de psychiater in de diagnostiek

In de meeste pijncentra is behalve een (klinisch) psycholoog ook een psychiater lid van het multidisciplinaire of interdisciplinaire team. De bijdrage van de psychiater kan van belang zijn in verband met de veelvoorkomende psychiatrische comorbiditeit bij chronische pijn. Chronische pijn en psychiatrische stoornissen gaan vaak samen, zowel psychiatrische stoornissen (zoals angststoornis of depressie), aangeduid als As-I-diagnosen in de DSM-classificatie, als persoonlijkheidsstoornissen, de As-II-diagnosen, komen regelmatig voor.
Pijn kan ook psychiatrische stoornissen veroorzaken. Het meest bekende voorbeeld daarvan is depressie. Omgekeerd kan een psychiatrische stoornis, bijvoorbeeld een angststoornis, pijn veroorzaken of pijn versterken of onderhouden. Zo kan pijn bij een prikkelbare darm verergeren door spanning en ook door versterkte aandacht voor de pijn of door (hypochondrische) preoccupatie.

7.6 Depressie

Chronische pijn en depressie komen veel samen voor, maar de interactie tussen deze twee is niet duidelijk. We nemen aan dat pijnklachten depressieve klachten uitlokken, hoewel er ook studies zijn die aangeven dat depressieve klachten pijnklachten veroorzaken.
Patiënten met pijn hebben dus ook nogal eens depressieve klachten. Andersom hebben mensen met een depressie significant vaker onverklaarde fysieke klachten, waarvan pijn de belangrijkste is. In de groep patiënten met chronische pijn die een pijncentrum bezoeken ligt de prevalentie van een (ernstige) depressie (volgens de DSM-IV-criteria) gemiddeld rond de 52%.
Biochemisch gezien is een depressie het resultaat van een neurobiologische disbalans of functionele deficiëntie van belangrijke neurotransmitters, de monoaminen, zoals serotonine, norepinefrine en dopamine. Depressie en pijn beïnvloeden dezelfde remmende (descenderende) banen van het centrale zenuwstelsel. Medicamenteuze behandeling beïnvloedt deze systemen.

7.7 Angst

Over het algemeen wordt angst meer geassocieerd met acute pijn. Toch kunnen patiënten met chronische pijn ook een heel scala aan angstverschijnselen vertonen, zoals de neiging tot catastroferen, onrust en gejaagdheid. Angst kan een belangrijke versterkende en onderhoudende factor zijn bij chronische pijn, door de toegenomen autonome stimulatie (arousal), verhoogde spierspanning en hypervigilantie, maar ook omdat adequate coping hierdoor verstoord raakt.
Een van de gevolgen van angst is dat de poort in de achterhoorn van het ruggenmerg zich opent. Daardoor kunnen pijnsignalen gemakkelijker door de zenuwbanen worden doorgegeven naar de hersenen, waar de pijn uiteindelijk wordt waargenomen en er meer pijn wordt ervaren (zie ook de poorttheorie van Melzack en Wall, afb. 3.3). Dit verklaart tevens waarom ontspanning zo belangrijk is: door te ontspannen sluit de poort in de achterhoorn van het ruggenmerg en worden er dus minder pijnsignalen naar de hersenen doorgegeven. Pijn, depressie, angst en slaapproblemen versterken elkaar.
De relatie tussen angst en pijn wordt goed weergegeven in het fear-avoidance model van Vlaeyen (2000; zie ook hoofdstuk 5). De gedachte is dat bij angst voor pijn in principe twee responsen mogelijk zijn: vermijding en confrontatie. Vermijders zijn patiënten die activiteiten niet uitvoeren waarvan zij verwachten dat ze leiden tot negatieve

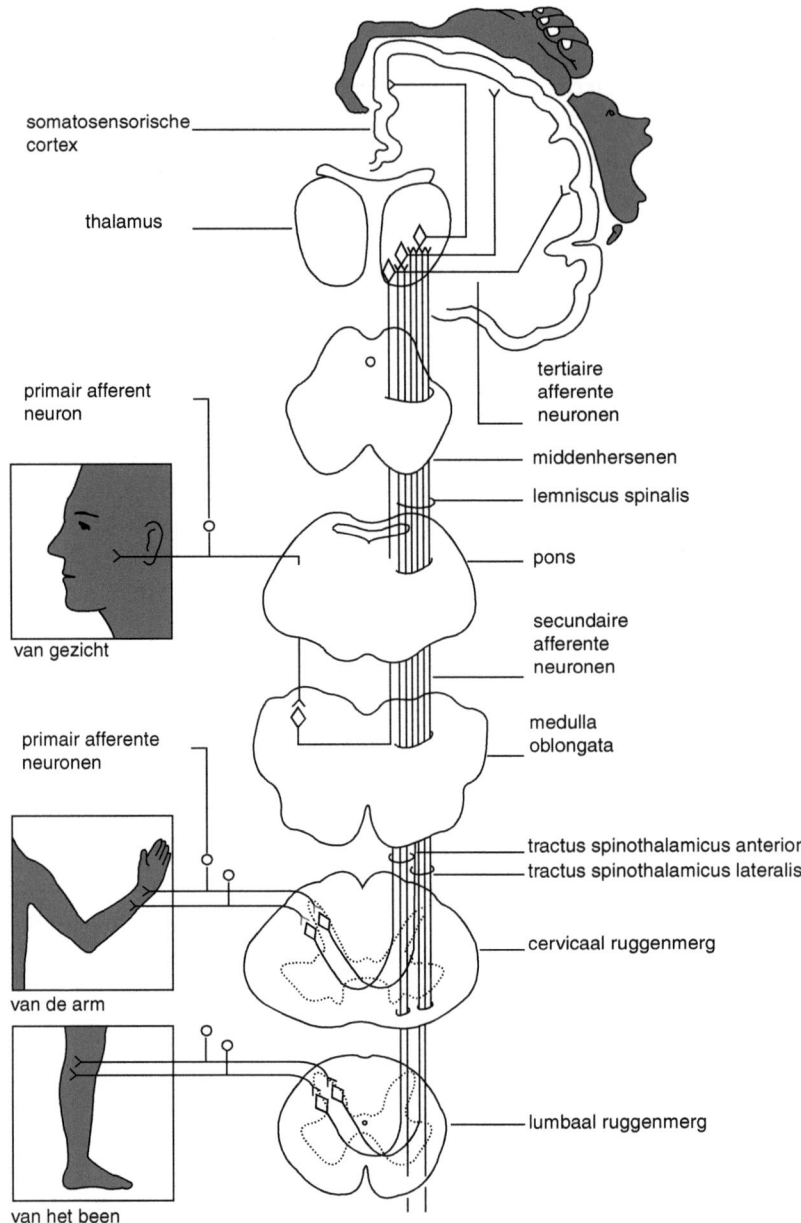

het spinothalamische traject

Afbeelding 7.1 Schema van de afferente sensorische trajecten van perifeer naar de hersenen.

gevolgen op korte termijn (pijntoename) of op lange termijn (arbeidsongeschiktheid). Vermijding zou leiden tot de instandhouding en soms zelfs tot toename van beperkingen in het dagelijks leven. Confrontatie met de activiteiten waarvoor men bang is, vermindert de angst doordat de catastroferende verwachtingen aan de realiteit getoetst worden en, als het nodig is, ook gecorrigeerd worden. Hierdoor worden de dagelijkse activiteiten weer sneller opgepakt.

7.8 Misbruik van medicijnen

Bij patiënten met chronische pijn komt misbruik van medicijnen regelmatig voor. In de DSM-IV wordt gesproken over een 'aan een middel gebonden stoornis' (139). Hiermee wordt bedoeld dat patiënten deze medicatie (middelen) gebruiken vanwege het pijnstillende effect en ook vanwege de kalmerende, stimulerende of euforische effecten. Misbruik komt wat vaker voor sinds de tendens bestaat om aan een selecte groep patiënten met niet-maligne pijnproblemen gedurende langere termijn opiaten voor te schrijven. Hoewel het risico van misbruik in deze groep patiënten niet heel groot is, is het wel een reden om alert te zijn.

Patiënten die opiaten of andere analgetica misbruiken, kunnen bijkomend verslavingsgedrag vertonen: gelijktijdig misbruik van alcohol of drugs, pogingen om van verschillende artsen recepten met deze middelen voorgeschreven te krijgen, recepten 'verliezen', zich niet houden aan de voorgeschreven doseringen. Risicofactoren voor verslaving zijn vroege alcohol- en drugsverslaving, familiair voorkomen van verslaving en ernstige psychiatrische voorgeschiedenis. Uit recent onderzoek blijkt echter dat verslaving vooral genetisch bepaald is.

Volgens de criteria van de IASP is iemand verslaafd wanneer hij het gevoel heeft geen controle te hebben over het gebruik van het middel; het middel is slecht voor hem en dat weet hij; er is dwangmatig gebruik van het middel en er zijn verschijnselen van 'craving' (hunkeren).

7.9 Psychiatrische behandeling

De rol van de psychiater bij chronische pijn is momenteel niet meer evident. In het verleden werd vaak een beroep gedaan op psychiaters bij de behandeling van patiënten met chronische pijn. Meestal ging het om het diagnosticeren van angst en depressie, soms ook van slaapstoornissen en het instellen van een behandeling met psychofarmaca. Bovendien kregen patiënten met pijn bij wie geen duidelijk lichamelijke oorzaak werd gevonden in het verleden vaak de diagnose 'psychogene pijnpatiënt' en werden ze naar de psychiater verwezen. Tegenwoordig is de psychiater meestal op consultbasis of als liaisonpsychiater verbonden aan een pijncentrum. De klinisch psycholoog heeft zijn taak min of meer overgenomen.

Deze ontwikkeling is het gevolg van een aantal factoren, onder andere van het ter ziele gaan van het psychiatrisch concept 'psychogene pijn' en de vervanging ervan door het biopsychosociale model. Verder verschuift de belangstelling van pijnonderzoekers naar psychologische reacties in plaats van gefocust te zijn op psychopathologie. Ook is er meer belangstelling voor het wetenschappelijk bewijs voor de effectiviteit van cognitieve gedragstherapie (CGT) bij chronische pijn. CGT is een behandeling die overwegend door klinisch psychologen uitgevoerd wordt. Verder speelt de gebruiksvriendelijkheid van antidepressiva mee, waardoor deze ook door artsen die geen psychiater zijn kunnen worden voorgeschreven.

8 Beeldvormende technieken

Dankzij moderne beeldvormende technieken is het mogelijk de inwendige mens zichtbaar te maken. Helaas zijn sensaties zoals pijn en het verloop van zenuwprikkels niet met deze technieken te zien. De verwachtingen van patiënten van de mogelijkheden van beeldvormende technieken zijn zeer hoog gespannen. Zo hoog dat sommigen alleen maar als hulpvraag hebben: 'Ik wil een scan'. Met de hierna besproken technieken en apparatuur is het mogelijk bepaalde inwendige zaken zichtbaar te maken.

Röntgenfoto
Op een röntgenfoto is het skelet te zien, evenals sommige organen (hart, longen). Een snelle diagnose is mogelijk na trauma of bij verdenking op een maligniteit in de thorax.

Fluoroscopie
Fluoroscopie of röntgendoorlichting geeft het beeld weer op een scherm met geheugen. Het is een hulpmiddel bij operatieve ingrepen en bij pijninterventies. Contrastmiddel kan helpen de ligging van een naald in of bij structuren zichtbaar te maken.

Computertomografie
Computertomografie (CT-scan) is een ronddraaiende röntgenbuis. Deze maakt vele opnamen die door een computer gecombineerd worden tot dwarsdoorsneden van het lichaam. De techniek is vooral geschikt om een driedimensionale weergave van skeletstructuren te verkrijgen.

Echografie
Bij echografie worden weke delen zichtbaar gemaakt met behulp van ultrasoon geluid. Steeds vaker worden proefblokkades in verband met pijn met grote nauwkeurigheid geplaatst met behulp van 'echo'.

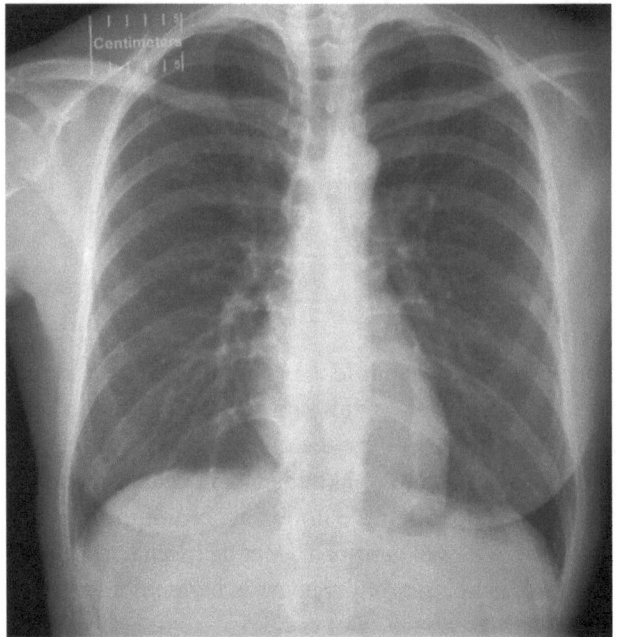

Afbeelding 8.1 Röntgenopname van de thorax.

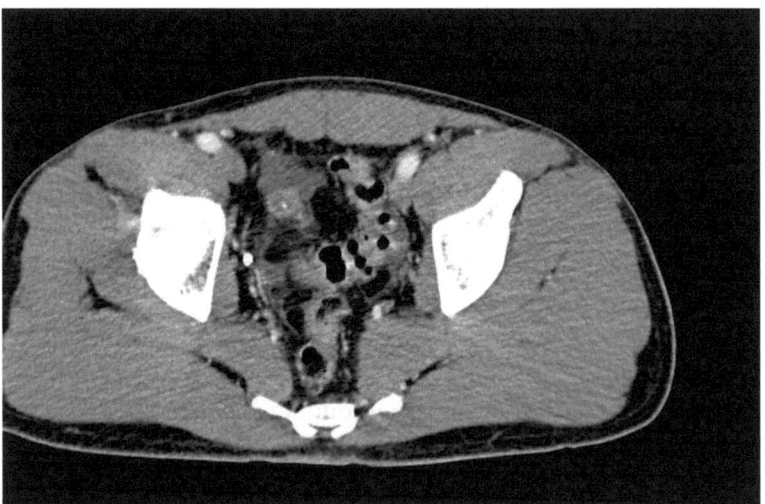

Afbeelding 8.2 CT-scan van de onderbuik, bij appendicitis.

Magnetische resonantietechniek

Bij magnetische resonantietechniek (MR-rechniek) worden waterstofatoomkernen in het lichaam door een sterk magnetisch veld en radiogolven uit balans gebracht. Als ze weer in hun natuurlijke balans terugspringen, zenden ze een karakteristieke radiogolf uit. Door drie,

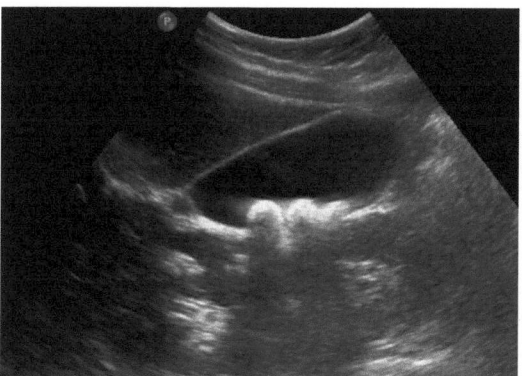

Afbeelding 8.3 Echobeeld van de galblaas, met stenen.

loodrecht op elkaar staande metingen te combineren kunnen driedimensionale beelden van weefsels worden vervaardigd. Weke delen zoals het zenuwstelsel, organen en bloedvaten kunnen tot in detail zichtbaar worden gemaakt. Met contrastmiddel worden deze beelden extra duidelijk. Belangrijk nadeel van deze techniek is de onverenigbaarheid met magnetiseerbare metalen in de patiënt (metaalsplinters, pacemakers en draden). Verder hebben sommige mensen zoveel last van claustrofobische gevoelens in de onderzoekstunnel dat zij alleen onder narcose te onderzoeken zijn. Met MR is het mogelijk uitstulpende tussenwervelschijven (hernia nuclei pulposi, HNP), kleine zenuwtumoren (neuroom) en gezwellen zichtbaar te maken. De techniek is niet bedoeld als 'screening': kijken of er ergens in het lichaam mogelijk iets mis is.

fMRI

Functionele MRI (fMRI) van de hersenen maakt het mogelijk via berekeningen de plaats van zuurstofverbruik (en dus hersenactiviteit) zichtbaar te maken. In het geval van pijn worden steeds dezelfde hersencentra actief. Wetenschappelijk onderzoek maakt van deze techniek gebruik om de hersencentra die een rol spelen bij pijn en pijnbeleving te herkennen.

Scintigrafie

Scintigrafie (isotopenscan) maakt verhoogde botaanmaakactiviteit zichtbaar, maanden voordat dit zichtbaar wordt op een gewone röntgenopname. Het is een waardevol onderzoek bij verdenking op botmetastasen bij patiënten die bekend zijn met prostaat- of mammacarcinoom.

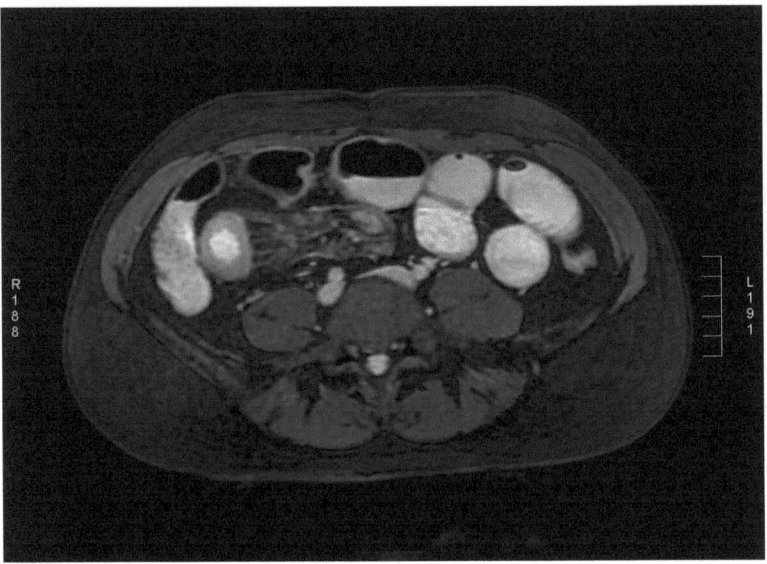

Afbeelding 8.4 MRI-scan van het abdomen bij een jonge vrouw met verdenking op inflammatoire darmziekte.

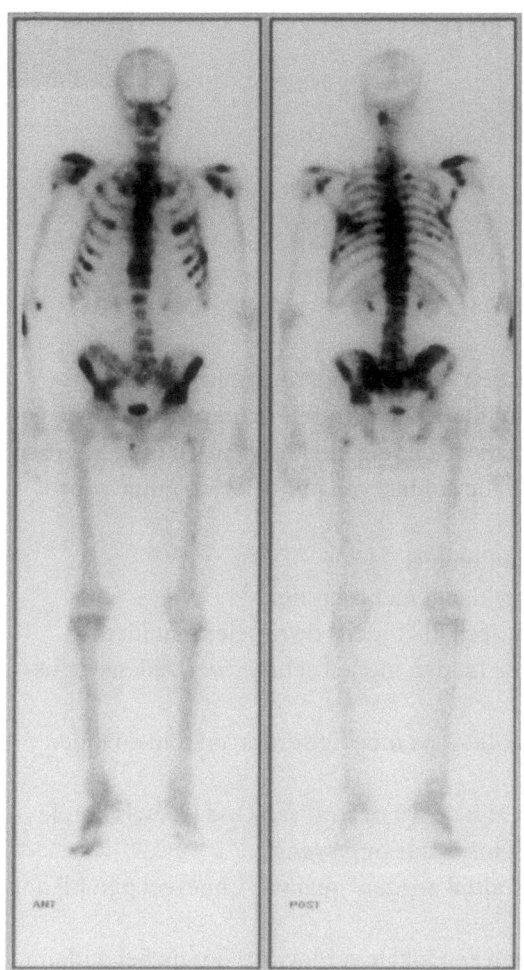

Afbeelding 8.5 Beeld van een isotopenscan; metastasen passend bij prostaatcarcinoom.

Culturele aspecten 9

Bij de evaluatie en diagnostiek van de patiënt met pijn dient er ook rekening te worden gehouden met de culturele achtergrond van de patiënt. Onder cultuur verstaan we de verzamelde waarden die een groep mensen delen. We geven in de context van pijnbeleving enige voorbeelden ter verduidelijking:
- Nederlandse mannen huilen niet.
- Een militair op oefening klaagt niet over pijn.
- Een Masai jongen geeft geen kik tijdens de rituele besnijdenis.
- Vrouwen uit mediterrane landen mogen schreeuwen tijdens de bevalling.
- Een vrome katholiek verdient na moedig verdragen pijn en lijden een plek in de hemel.
- Pijnlijke aandoeningen zijn de wil of straf van God (verschillende godsdiensten), bemoeienis is dus ongewenst.
- Een Groninger boer zal altijd zeggen 'goat wel', hoeveel pijn hij ook heeft.
- Sommige mensen vinden een lokale verdoving voor de behandeling van cariës door de tandarts overdreven.
- Andere mensen vermijden de tandarts uit angst voor pijn.

Het probleem voor de gezondheidswerker wordt uit de voorbeelden duidelijk: het is lang niet altijd duidelijk welke culturele waarden de patiënt koestert met wie hij van doen heeft. Dat de gezondheidswerker zich hiervan bewust is, is een belangrijk begin. Het helpt ook wanneer alle partijen in hun moedertaal kunnen communiceren. Zodra er gebruikgemaakt moet worden van een vreemde taal, moeten we ons ervan bewust zijn dat er belangrijke culturele verschillen in normen, gewoonten en verwachtingen kunnen spelen. Het helpt wanneer dit wordt uitgesproken, zodat de patiënt zelf kan helpen deze kloof te overbruggen.

Voorbeelden van valkuilen die met communicatie te maken hebben, zijn:
- In Oost-Afrika zal een patiënt nooit het woord 'nee' gebruiken tegen een maatschappelijk hoger geplaatste. Gesloten vragen, waarop alleen met 'ja' of 'nee' kan worden geantwoord, brengen de patiënt in gewetensnood en maken de kans op verwarring groot. Op de vraag: 'Hebt u pijn bij het hoesten?' komt dan bijvoorbeeld het antwoord: ' uh ... nog niet dokter'.
- In Groningen is het antwoord op de vraag: 'En, helpt de morfine tegen de pijn?' 'Dokter, het is een stuk minder ...' (bedoeld wordt, het gaat slechter, er is meer pijn).
- In Nederland en Vlaanderen klagen mensen eerder over pijn dan over hun verdriet, boosheid, angst of neerslachtigheid. Psychische en emotionele klachten worden moeilijker geuit, men wil niet voor een aansteller gehouden worden. Toch speelt dit soort klachten een belangrijke rol bij de pijnbeleving.
- Op de vraag: 'hoe gaat het' komt meestal een antwoord in de trant van 'slecht', 'ik heb meer pijn' of 'gaat wel'. De specifieke aspecten die het welzijn bepalen, dreigen zo verloren te gaan. Beter is het dus om specifieke vragen te stellen die uitgaan van het vorige contactmoment. Dus: hoeveel minder pijn hebt u bij het hoesten? Hoe vaak bent u 's nachts wakker van de pijn? Bent u neerslachtig?
- Na een lang gesprek antwoordde een afstandelijke deftige patiënte op de specifieke vraag: 'Bent u bang?', dat zij dat inderdaad was. Haar familie was verbijsterd, maar blij dat zij dat kon zeggen.
- Zaken waarvoor patiënten zich schamen, zoals hallucinaties, worden zelden spontaan vermeld. In een veilige sfeer, bij specifiek navragen, beginnen ze er wel over.
- Een oude dame die aangaf haar overleden echtgenoot langs het raam te zien lopen (op de derde verdieping!) had er niets van gezegd tegen de verpleging of tegen haar kinderen: 'dan denken ze dat ik gek ben!'
- Een gesprek verloopt beter als de gesprekspartners zich niet op onnodig grote afstand van elkaar bevinden. Dus goed is: aan het bed gaan zitten, zodat patiënt en behandelaar elkaar op ooghoogte zien en spreken, tijdens het gesprek de patiënt aankijken en goed luisteren.
- Niet goed is: met de deurknop in de hand praten, tijdens het gesprek op de computer werken, tijdens het gesprek tegelijkertijd een telefoongesprek op een mobieltje voeren, of zeggen dat er weinig tijd beschikbaar is. Helemaal te verwerpen is: het gesprek verschillende keren laten onderbreken door piepers en andere zaken.

– V.S. Naipaul, winnaar van de Nobelprijs voor literatuur, zegt in *The mystic masseur* dat de kunst van het genezen is 'dat de behandelaar de patiënt gelooft en dat de patiënt weet dat de behandelaar hem gelooft'. Dat impliceert dat de kwaliteit van de communicatie door de patiënt wordt bepaald.

Zoals in hoofdstuk 4 (Pijnmeting) is aangegeven, kunnen analoge of numerieke schalen worden gebruikt om het verloop van pijn bij één patiënt te vervolgen. Een patiënt geeft de ernst van zijn pijn direct aan met een cijfer of op een visueel analoge schaal. Het verkregen getal zegt op zichzelf echter niets. Het vertelt ons niet wat we moeten doen: niets, een zwakke pijnstiller, een sterke pijnstiller of specialistische hulp inroepen.

> Een jongeman met een evident gebroken been zegt dat hij nauwelijks pijn voelt.
> Een vrouw, net ontwaakt uit algehele anesthesie geeft aan buikpijn 'vier' te hebben.
> Een andere vrouw geeft aan, nadat zij al morfine intraveneus had gekregen vanwege een nierkoliek, pijn in de zij 'acht' te hebben.
> Een man met al tien jaar rugpijn komt op consult; hij zegt al jaren pijn 'tien' te ervaren.

Wat te doen? Hoe moeten we deze getallen interpreteren en vertalen naar medisch handelen?
Vanuit patiëntenperspectief zouden er drie niveaus van pijn kunnen zijn:
– mild: behoeft geen behandeling;
– matig: kan met 'gewone' analgetica behandeld worden;
– ernstig: moet met 'zware' analgetica behandeld worden.

Onderzoek naar de correlatie van VAS- en NRS-waarden met de indeling mild – matig – ernstig leert dat in Nederland de grenzen gemiddeld liggen bij 'vier' en 'zeven'. Het is verkeerd om aan deze cijfers een absolute waarde toe te kennen.
'U krijgt pas morfine als uw pijnscore hoger dan 7 is', doet geen recht aan de individuele patiënt. Om adequate pijnstilling te bewerkstelligen

kan beter worden overlegd met de patiënt of hij tevreden is en of, en wanneer, hij behoefte heeft aan meer pijnstilling. De huidige ziekenhuiscultuur is meer gericht op procedures en risicovermijding dan op patiëntgerichte, effectieve behandeling.

Farmacologie 10

10.1	Paracetamol	66
10.2	Acetylsalicylzuur	68
10.3	NSAID's	69
10.4	Opioïden	71
10.5	Antidepressiva en anti-epileptica, middelen bij de behandeling van neuropathische pijn	85
10.6	Andere middelen	87

In dit hoofdstuk wordt de farmacologie van de meest gebruikte analgetica en comedicatie beschreven. De bijzonderheden die bij de behandeling van pijn belangrijk zijn worden benadrukt.

10.1 Paracetamol

Paracetamol is een huishoudartikel geworden, gemakkelijk te verkrijgen bij de drogist voor een lage prijs. Wie denkt dat het dus een onschuldig middel is met een zwakke werking heeft het mis. Wanneer het in voldoende hoeveelheid wordt ingenomen, is het een uitstekende pijnstiller (en koortsverlager). Bovendien kan paracetamol de werking van andere pijnstillers versterken. Het is een synthetisch bereide stof, een stofwisselingsafbraakproduct van het vroeger gebruikte fenacetine. In tegenstelling tot wat vroeger geleerd werd, blijkt de werking in belangrijke mate via het ruggenmerg en de hersenen plaats te vinden. Door remming van prostaglandinesynthese worden cyclo-oxygenase-2 afhankelijke banen geremd. Verder activeert paracetamol descenderende serotonerge banen. Het is goed oplosbaar in water en komt na inname snel in de hersenen terecht. Paracetamol wordt in de lever afgebroken door dezelfde enzymen die andere pijnstillers, anti-epileptica, antibiotica en andere geneesmiddelen afbreken. Mede hierdoor is overdosering snel mogelijk. Zo'n overdosering is vaak dodelijk. De korte halfwaardetijd van twee tot drie uur in het plasma betekent dat paracetamol viermaal per dag moet worden toegediend om een constante spiegel te waarborgen. Volwassenen dienen iedere zes uur 500 tot 1000 milligram te nemen, kinderen krijgen een eerste dosis van 30 mg/kg lichaamsgewicht, daarna iedere zes uur 15 mg/kg. De rectale dosering mag 40 mg/kg, resp. 20 mg/kg zijn.

Paracetamol is het belangrijkste middel op trede 1 van de WHO-pijnladder (zie ook hoofdstuk 16). Het is werkzaam bij acute pijn (zoals na een trauma en operatie). Uit onderzoek blijkt dat vergeleken met een placebo 1 op de 3,8 patiënten 50% vermindering van matige tot ernstige pijn ervaart na 1 gram paracetamol. Toevoeging van een ander analgeticum, bijvoorbeeld codeïne (60 mg, veel meer dan de in Nederland gebruikelijke 10-20 mg), tramadol, of cafeïne voor hoofdpijn, vergroot de werkzaamheid aanzienlijk: 1 op 2,2 patiënten ervaart nu 50% vermindering van de pijn.

Voor chronische aandoeningen, zoals artrose, is paracetamol een zeer vaak aanbevolen en gebruikt middel. Er is echter verbazend weinig onderzoek naar gedaan. De weinige studies die zijn gedaan wijzen erop dat 3-4 gram paracetamol per dag een redelijk effect heeft, maar dat een NSAID zoals diclofenac beduidend beter werkt.

Er zijn geen aanwijzingen dat langdurig gebruik schadelijk is voor organen. Aanbevolen wordt om de volgende maximumdagdoses aan te houden:

kortdurend voor acute pijn:	4 g
langdurig gebruik:	3 g
bij verminderde lever- of nierfunctie	2 g

Paracetamol heeft zeer weinig bijwerkingen; allergie komt voor, maar is zeer zeldzaam. Een lastig probleem kan de 'geneesmiddel geïnduceerde hoofdpijn' zijn: hoofdpijn die optreedt na het staken van paracetamolgebruik. Zo houdt het paracetamolgebruik zichzelf in stand en spreken we van analgeticamisbruik. De hoofdpijn na het staken van langdurig paracetamolgebruik houdt slechts enkele dagen aan, zodat goede uitleg patiënten kan helpen van een verkeerde gewoonte (en vaak de hoofdpijn) af te komen. Overmatig cafeïnegebruik kent een dergelijke hoofdpijnvariant, waarbij relevant is dat sommige vrij verkrijgbare paracetamolhoudende pijnstillers ook cafeïne bevatten. Een typische tablet bevat 50 mg cafeïne; een kop koffie, afhankelijk van de zetwijze 50-150 mg. De aanbevolen maximale dagdosis cafeïne is 600 mg.

Tegenover de grote mate van veiligheid van paracetamol bij normaal gebruik staat het gevaar van leverfalen bij doseringen die maar iets hoger zijn dan de therapeutische. Een inname van zes gram paracetamol ineens kan leverschade veroorzaken, en inname vanaf 20 gram ineens kan dodelijk zijn. Dood door paracetamoloverdosering verloopt in een paar dagen met progressief leverfalen bij normaal bewustzijn. Andere medicamenten en alcoholmisbruik verhogen de toxiciteit van paracetamol doordat ze de stofwisselingscapaciteit van de lever verminderen.

10.2 Acetylsalicylzuur

Voordat paracetamol algemeen werd aanvaard als de pijnstiller bij huis-, tuin- en keukenpijn, was acetylsalicylzuur (Aspirine®) het favoriete middel. Acetylsalicylzuur is een uitstekende pijnstiller, het remt de aanmaak van prostaglandines, stoffen die overal in het lichaam een rol spelen bij pijn. Al in de zeventiende eeuw werden aftreksels van wilgenbast gebruikt om pijn te stillen, later bleek dat salicylzuur de werkzame stof was. Een nadeel van acetylsalicylzuur was dat veel mensen er maagklachten van kregen, of zelfs zeer gevaarlijke maagperforaties, met peritonitis als gevolg. Het enzym cyclo-oxygenase-1 wordt door acetylsalicylzuur geremd, waardoor de zuurbestendigheid van het maagslijmvlies wordt verminderd. Acetylsalicylzuur leidt ook tot allergische reacties bij patiënten met astma of andere allergische aanleg. Laag gedoseerd acetylsalicylzuur (38-100 mg) wordt tegenwoordig veel gebruikt vanwege het effect op de trombocyten (trombocytenaggregatieremmer). Het vermindert het risico op een tweede hartinfarct of beroerte, zonder de gevaren van de vroeger gebruikte hogere doses (0,5-1 g). Een nadeel van deze behandeling is dat het effect niet ongedaan kan worden gemaakt, zodat er een week moet worden gewacht totdat de bloedstolling weer normaal wordt. Bij ongelukken en spoedingrepen kan het langer duren voordat het bloed stolt. Acetylsalicylzuur speelt dus geen rol meer in de formularia voor pijnbehandeling.

De nadelen zijn in het kort:
- langdurig gebruik van hoge doses kan salicylisme veroorzaken met hoofdpijn, oorsuizen, duizeligheid en misselijkheid;
- een hoge dosering salicylaten kan leiden tot gehoorstoornissen;
- prostaglandines spelen een rol bij de vocht- en elektrolytenbalans. Bij patiënten met een nierfunctiestoornis, maar ook bij anderen,

kunnen prostaglandineremmers leiden tot verminderde doorbloeding van de nier, vochtretentie en nierinsufficiëntie, vooral als ze in combinatie met diuretica worden gebruikt (dus alle NSAID's).

10.3 NSAID's

Niet-steroïde anti-inflammatoire middelen (NSAID's) hebben een eigen status en vormen een groep op acetylsalicylzuur lijkende stoffen met veel voordelen (goede werking) en minder nadelen dan acetylsalicylzuur. Het zijn uitstekende pijnstillers. Bij 1 op 2,3 patiënten verminderde de pijn bij matige tot ernstige pijn na een operatie met 50%, vergeleken met placebo. Daarmee behoort diclofenac tot een van de meest effectieve pijnstillers.
NSAID's werken op de cyclo-oxygenase enzymen (COX), die een rol spelen bij de aanmaak van prostaglandines. Prostaglandines zijn lichaamseigen stoffen (vetzuren), die door cellen worden aangemaakt om in hun directe omgeving andere cellen te beïnvloeden. Door de snelle afbraak is het effect van korte duur. Overal in het lichaam hebben prostaglandines een functie, omdat ze celmembranen beïnvloeden. Ze werken als vaatverwijder door hun invloed op glad spierweefsel en spelen een rol bij trombocytenaggregatie, de prikkeldrempel van neuronen (en daardoor pijngevoeligheid), celgroei, koorts, ontstekingsreacties en de glomerulaire filtratiesnelheid van de nieren. Er zijn twee soorten COX-enzymen. Type 1 speelt een belangrijke rol bij het handhaven van het evenwicht in de meeste organen, type 2 komt pas in actie als er een beschadiging is opgetreden. Pijnstilling wordt bereikt door remming van COX-2, terwijl beïnvloeding van COX-1 juist verantwoordelijk is voor de maagproblemen die veel patiënten ervaren bij het gebruik van deze middelen.
Van de vele middelen die er te koop zijn, is niet aangetoond dat de één beter werkt dan de ander. Wel is met sommige middelen veel meer ervaring opgedaan dan met andere.
Hoewel NSAID's zeer effectieve pijnstillers zijn, kleven er toch nadelen aan het gebruik, vooral als dit langdurig is. Om de nadelen zoveel mogelijk te beperken, gelden de volgende aanbevelingen. Beperk het gebruik tot het noodzakelijk minimum en verstrek een maagbeschermend middel (protonpompremmer):
– op hogere leeftijd: boven de 60-70 jaar nemen de risico's op maagproblemen snel toe (tot twintigmaal hoger dan bij jongeren). Op nog hogere leeftijd (> 80 jaar) is kans dat de nierfunctie schade oploopt ook verhoogd. Ouderen hebben juist aandoeningen, zoals artrose, die goed behandeld kunnen worden met NSAID's, maar

zij verdragen deze middelen met het stijgen van de leeftijd steeds slechter en de gevaren van het gebruik nemen toe;
- bij bekende maagproblemen, zoals een maagzweer of een infectie veroorzaakt door *Helicobacter pylori*;
- bij andere aandoeningen zoals diabetes mellitus, hartfalen en ernstige reumatoïde artritis;
- bij gebruik van sommige andere geneesmiddelen zoals antistollingsmiddelen, corticosteroïden en SSRI-antidepressiva.

Nierschade kan vooral optreden als er al andere zaken spelen die de nierfunctie bedreigen, zoals nierziekten, uitdroging of diureticagebruik. Bij verdenking op nierschade wordt aanbevolen wekelijks de creatinineklaring te berekenen. Mocht deze achteruitgaan, dan is het advies de NSAID te staken. Gewoonlijk herstelt de klaring zich daarna. Bloeddrukverlagende middelen die werken op het renine-angiotensine-aldosteronsysteem (RAAS) kunnen in combinatie met NSAID's de nierfunctie extra bedreigen.

NSAID's zijn dus voortreffelijke analgetica, waarbij steeds goed moet worden gekeken of er redenen zijn waarom ze misschien toch niet moeten worden gegeven, of dat er maagbescherming nodig is. Vanwege de mogelijk ernstige bijwerkingen moeten ze zo kort mogelijk gebruikt worden.

Overeenkomende sterkte van de meest gebruikte middelen is:

diclofenac	50 mg
ibuprofen	600 mg
naproxen	250 mg

In het begin van deze eeuw werden er NSAID's op de markt gebracht die selectief op het COX-2-enzym werkten. De hoop was dat hiermee wel van de voordelen gebruikgemaakt zou kunnen worden, en dat de nadelen van NSAID's geen rol zouden spelen. Deze 'coxib's' bleken inderdaad minder maagproblemen te veroorzaken dan de traditionele NSAID's, maar onverwacht bleek dat de stollingsproblemen verergerden, waardoor het risico op een hartinfarct of beroerte toenam. Sommige middelen moesten van de markt worden genomen. Ze mogen niet gebruikt worden bij patiënten met hart- en vaatziekten. De werking op de nieren is bij deze middelen hetzelfde als bij de andere middelen, zodat er nauwelijks redenen zijn ze te gebruiken. Wat veelbelovend leek, viel dus tegen.

NSAID-gebruik gaat gepaard met nog meer problemen, zoals verstoring van de leverfunctie (dosisafhankelijk), hartfalen ten gevolge van zout- en waterretentie in de nieren, bloeddrukverhoging, allergie, hoofdpijn en verminderde trombocytenfunctie (dus verhoogde bloedingsneiging). De beïnvloeding van de trombocytenfunctie is niet zo hardnekkig als bij acetylsalicylzuur; het effect is omkeerbaar en de werking duurt slechts drie dagen. Alleen voor operaties op kritieke plaatsen moeten NSAID's vooraf worden gestaakt.

De in Nederland verkrijgbare NSAID's verschillen wat werking betreft niet wezenlijk van elkaar, wel wat betreft gebruiksgemak en risicoprofiel. Als de werking niet aan de verwachting voldoet, kan het zinvol zijn een andere NSAID te proberen. Een toepassing die vooral zinvol is bij ouderen die beter geen NSAID kunnen gebruiken, is de plaatselijke toediening van NSAID-crème. Bij klachten van reumatische of artrotische aard had één op de drie patiënten 50% minder pijn na twee weken gebruik. Het grote voordeel is dat er geen bijwerkingen optreden zoals bij inwendig gebruik. Wat de effecten op de langere termijn zijn, is onbekend. Het is (nog) niet voldoende duidelijk waarom het *Farmacotherapeutisch Kompas* het gebruik ontraadt. Het kan soms een uitkomst zijn. Mogelijk is het inwrijven voor een deel verantwoordelijk voor het resultaat: stimulering van de dikke zenuwvezels die de pijnpoort sluiten voor pijnprikkels (zie hoofdstuk 3).

Samenvattend kan gesteld worden dat NSAID's veelgebruikte, goed werkzame pijnstillers zijn, waarbij goed gekeken moet worden of de patiënt ze mag gebruiken, of dat er maagbescherming geïndiceerd is. Ze dienen niet langer dan nodig gebruikt te worden.

10.4 Opioïden

Opioïden zijn stoffen die zijn afgeleid van de alkaloïden in de rijpe papaverbol, of synthetisch bereide stoffen met dezelfde werking. Door gelijkenis met de lichaamseigen endorfinen binden opioïden aan μ-, κ- en δ-receptoren op de celmembranen van neuronen. Activering van de μ-receptor veroorzaakt analgesie, ademhalingsdepressie, stemmingsverbetering en lichamelijke afhankelijkheid. De κ-receptor veroorzaakt miose, sedatie en onplezierige psychische effecten. De δ-receptor heeft een zwakker analgetisch effect tot gevolg dan de μ-receptor gemedieerde effecten. Receptoractivatie leidt tot een minder makkelijke ontlading van de celmembraan, en dus tot een hogere prikkeldrempel. De receptoren worden tegenwoordig ook wel MOR, KOR en DOR genoemd (mu, kappa en delta opioïdreceptor).

10.4.1 ZWAKKE OPIOÏDEN

Opioïden worden ingedeeld in de zwak werkende en de sterk werkende soorten. Het verschil is kunstmatig, want in werkelijkheid zijn er middelen waarover de deskundigen het oneens zijn of ze in de zwakke of in de sterke groep ingedeeld moeten worden. De achterliggende gedachte is geweest dat de gevaren die aan het gebruik van opioïden kleven minder gelden voor de zwakke middelen. Dat is met betrekking tot de neiging tot verslaving waar: de zwakke opioïden zijn niet aantrekkelijk vanwege hun psychische effecten. De wetgever heeft de grens die geldt voor middelen die onder de *Opiumwet* vallen tussen de zwakke en de sterke opioïden getrokken, zodat er in de praktijk wel een belangrijk onderscheid geldt.

Codeïne en tramadol zijn de in Nederland veelgebruikte zwakke opioïden. Codeïne wordt ten onrechte te veel gebruikt, tramadol wellicht te weinig, vanwege de problemen die vlak na begin van het gebruik kunnen optreden.

Codeïne is een achterhaald middel waarvoor geen plaats meer is in de moderne behandeling van pijn (het kan nog wel gebruikt worden om de hoestprikkel te dempen). Toch is de combinatie paracetamol-codeine het meest voorgeschreven recept in ons land. Dit is niet conform het advies in het *Farmacotherapeutisch Kompas*, om zulke combinaties niet voor te schrijven. Ook is er onlangs een toegevoegde waarde van codeïne aangetoond bij een hoeveelheid van 60 mg per gift, terwijl de veel voorgeschreven tabletten maar 10 of 20 mg bevatten. De verklaring is economisch: in 2010 kost één tablet paracetamol gekocht bij de drogist € 0,017 per stuk, voor paracetamol 500 mg + codeïne 20 mg vergoedt de verzekeraar € 0,051 per stuk. De burger betaalt niet een goedkopere optie zelf als de duurdere variant wordt vergoed.

Codeïne is een te zwakke pijnstiller om gebruikt te worden in combinatie met paracetamol. Het is een zogeheten 'prodrug'; dat wil zeggen dat het zelf niet werkzaam is, maar in het lichaam wordt omgezet in een werkzame stof. Van iedere 10 mg codeïne maakt het lichaam 1 mg morfine. Codeïne heeft een sterk obstiperende werking, een effect dat bij ouderen ongewenst is. Samenvattend is codeïne onvoldoende werkzaam en veroorzaakt het te veel ongewenste bijwerkingen om nog een plaats te hebben in de moderne behandeling van pijn.

Tramadol is het enige andere zwakke opioïd dat in Nederland verkrijgbaar is. Het werd in 1977 voor het eerst gebruikt in Duitsland. De werking berust op beïnvloeding van de µ-receptor, net als alle andere opioïden, en in tegenstelling tot de andere middelen op vertraagde heropname van adrenaline en serotonine in het centraal zenuwstelsel. Waarschijnlijk spelen de metabolieten van tramadol ook een belangrijke rol bij het pijnstillend effect.
De bijwerkingen zijn dezelfde als die van andere opioïden: misselijkheid, braken, obstipatie, duizeligheid en 'licht in het hoofd' voelen. Behalve de obstipatie zijn de bijwerkingen voorbijgaand en dosisafhankelijk. De misselijkheid kan, indien nodig, de eerste week worden bestreden met een anti-emeticum zoals metoclopramide of haloperidol. Bij chronische pijn kan de dosering laag ingezet worden en geleidelijk (per drie dagen) worden opgevoerd. In tegenstelling tot de sterke opioïden geldt er wel een maximumdosering, waarboven geen betere pijnstilling verwacht mag worden (400 mg per dag).
Tramadol lijkt een belangrijk middel voor ouderen met chronische pijnlijke aandoeningen waarvoor geen causale behandeling mogelijk is. De combinatie met paracetamol doet de effectiviteit toenemen. Er treden geen nadelige effecten op de organen op, zoals bij de NSAID's. Bij acute pijn is het beste beleid: paracetamol 1 g en tramadol 25-50 mg, en na één uur zo nodig tramadol 25-50 mg herhalen. De dosering wordt geschat afhankelijk van het lichaamsgewicht van de patiënt en de ernst van de pijn. Zo kan de juiste hoeveelheid worden gevonden door ieder uur te titreren. Is dat eenmaal gedaan, dan kunnen de paracetamol en de tramadol zolang als nodig iedere zes uur ingenomen worden; bij acute verwondingen en postoperatief is dat meestal enkele dagen.
De verwachting is dat tapentadol, dat een vergelijkbare werking heeft, binnenkort op de markt gebracht wordt.

Sterke opioïden behoren tot de belangrijkste medicamenten die de mensheid kent; zij kunnen ernstige pijn draaglijk maken. Op opium gebaseerde middelen worden al duizenden jaren gebruikt. Aan het gebruik kleven wel gevaren, met name als er geen sprake is van pijn. Het is verbazend dat over zo'n oud middel zoveel onwetendheid, onkunde en bijgeloof bestaat, ook onder artsen en verpleegkundigen. Alvorens op de individuele middelen in te gaan, wordt de farmacologie van de

groep behandeld, met de nadruk op aspecten zoals opiofobie (angst voor opioïden), zoals we die bij leken en professionals tegenkomen. Effecten van het gebruik van opioïden (zonder waardeoordeel):
- Vermindering van pijn met behoud van het bewustzijn (analgesie).
- Slaperigheid (deze neemt na enige dagen af).
- Verbetering van de stemming van patiënten met pijn. De patiënt voelt zich minder angstig.
- Misselijkheid door werking op het braakcentrum in het verlengde merg. Vaak wordt bij patiënten met bekende gevoeligheid voor misselijkheid en braken ter preventie een anti-emeticum gegeven. Bij regelmatig gebruik verdwijnen misselijkheidklachten, omdat het braakcentrum eraan gewend raakt.
- Jeuk (door het centraal effect en door perifeer histamine vrij te maken).
- Verminderde ademhaling door demping van het ademcentrum. Opioïden verminderen de gevoeligheid van de chemoreceptoren voor CO_2 op een dosisafhankelijke wijze, waardoor de ademprikkel afneemt. Voor dit effect ontstaat binnen enkele dagen gewenning, waardoor de hoogte van een dosering het optreden van een klinisch relevante ademdepressie niet kan voorspellen.
- Miose, kleine pupillen door stimulering van het parasympathische deel van de kern van de nervus oculomotorius.
- Obstipatie en urineretentie. Door stimulering van de zenuwplexus in de wand van de darm veroorzaakt morfine een toename van de tonus van de gladde spieren in de wand en in de sfincters en zodoende een afname van de motiliteit van het maag-darmkanaal. Dit leidt door vertraging van de passage door het maag-darmkanaal tot obstipatie. De maagontlediging wordt eveneens vertraagd, waardoor nuchtertijden niet meer betrouwbaar zijn. Door spasmen van de sfincter oddi is de afvoer van gal en pancreassap belemmerd. Een verhoogde tonus in de musculus sfincter ani versterkt de obstipatieneiging. Hierbij geldt ook nog dat door de centrale werking van de opiaten de gevoeligheid voor sensorische stimulatie (defecatiedrang) is afgenomen. Bij gebruik van opiaten moet dus altijd een laxeermiddel worden voorgeschreven. (Het mag niet voorkomen dat een terminale oncologische patiënt die vanwege botmetastasen morfine krijgt, fecaal gaat braken.)
- Dezelfde principes gelden voor de blaas en urinewegen. De motiliteit neemt af, de tonus van de blaassfincter neemt toe en de mictiedrang wordt minder waargenomen. Dit alles leidt tot urineretentieneiging.

- Verstoring van het hormonale systeem. Morfine beïnvloedt het temperatuurregulatiecentrum in de hypothalamus. Hierdoor kan een lichte daling van de lichaamstemperatuur ontstaan. Door beinvloeding van hormonale regulatie van de hypothalamus wordt de hypofyse minder gestimuleerd. Het gevolg is dat de afgifte daalt van onder andere ACTH, TSH en de gonadotrope hormonen, waardoor bijvoorbeeld de concentratie testosteron in het bloed kan dalen. De hormonale effecten treden pas na jarenlang gebruik op;
- lichamelijke gewenning;
- tolerantie;
- verslaving;
- overlijden.

De genoemde eigenschappen worden hierna stuk voor stuk besproken.

Analgesie

Opioïden verminderen pijn door hun werking op de zenuwcellen in het ruggenmerg en de hersenen. Bij acute pijn door beschadiging van lichaamsweefsels, zoals bij ongevallen en na operaties, kan iedere patiënt in principe zoveel opioïd krijgen dat de pijn naar zijn zeggen draaglijk is. De praktijk is echter anders. Niet voor niets heeft de overheid postoperatieve pijn als kwaliteitscriterium gesteld voor de Nederlandse ziekenhuizen. Ook uit onderzoek naar postoperatieve pijnstilling in andere landen komt een somber beeld tevoorschijn: veel patiënten lijden ernstig pijn na een ongeval of operatie. In Groot-Brittannië bracht een rijkscommissie in 1990 verslag uit en deed aanbevelingen, nadat een hoogleraar, die zelf onlangs geopereerd was, de uitspraak deed: 'Ik wist niet dat het zo erg was!' Sindsdien zijn er in veel landen stappen gezet om de beroepsgroepen van chirurgen, anesthesiologen en verpleegkundigen gezamenlijk protocollen te laten opstellen. Met name de Australische en Nieuw-Zeelandse aanbevelingen op basis van de huidige stand van de wetenschap zijn zeer goed.

Uiteindelijk draait het er allemaal om dat pijn subjectief is en dat de analgetische behoefte van patiënten ten minste een factor tien kan verschillen.

> Het is onmogelijk andermans pijn te voelen.
> Er zijn geen standaardpatiënten, standaardbehandeling is dus ongewenst.

Dé manier om iedere patiënt voldoende analgesie te geven is het toepassen van titratie:
- Geef één gram paracetamol twee uur voor de operatie (vanwege het versterkende effect ervan op de opioïde effecten).
- Dien een hoeveelheid opioïd toe via de te kiezen route (intraveneus, subcutaan, per os).
- Vraag de patiënt op het moment dat het effect mag worden verwacht van de eerste opioïdtoediening, of meer nodig is en dien zo nodig toe.
- Herhaal net zolang tot de patiënt tevreden is.

> **Voorbeelden**
> - Vijf mg morfine i.v. na een buikoperatie, na vijf minuten twee mg erbij, na weer vijf minuten nogmaals twee mg. Deze patiënt ligt op een verkoeverkamer en wordt bewaakt met cardiorespiratoire monitoring apparatuur.
> - Vijf mg morfine s.c. na een fractuur, na vijftien minuten nogmaals vijf mg. Deze patiënt ligt op de spoedeisende hulpafdeling of op een verpleegafdeling; er is geen bewakingsapparatuur.
> - 20 mg morfine per os bij pijn bij kanker, na een uur nogmaals tien mg, en na weer een uur weer tien mg. Deze patiënt is thuis, uiteraard zonder bewakingsapparatuur. De biologische beschikbaarheid van oraal ingenomen morfine is een derde tot de helft van de parenteraal toegediende hoeveelheden.

Het titratieprincipe wordt toegepast als de patiënt zelf zijn analgesiebehoefte mag regelen, met ingebouwde veiligheid door gebruik van moderne technologie.
Het principe is tweevoudig: de eerste fase, de oplaadfase, vindt plaats onder bewaking van deskundig personeel, daarna kan de patiënt zichzelf opioïd toedienen door op de knop van een pomp te drukken. Het apparaat geeft vervolgens een vooraf ingestelde hoeveelheid, en gaat daarna gedurende een eveneens vastgestelde periode op slot. Drukpogingen in die tijd worden wel in het geheugen van het apparaat opgeslagen. Zie ook hoofdstuk 16 over de behandeling van acute pijn. Het blijkt dat patiënten méér tevreden zijn over hun pijnstilling als deze door middel van 'patient controlled analgesia' (PCA) is geregeld. Vaak consumeert de patiënt in totaal minder opioïd. Het antwoord op deze schijnbare tegenspraak is dat er bij PCA steeds net voldoende middel

werkt, terwijl bij het 'vraagt u maar en dan brengen wij het later'-systeem uitschieters van pijn bij te weinig, en misselijkheid bij te veel opioïd eerder regel dan uitzondering zijn. Cruisecontrol rijdt rustiger dan intermitterend gas geven.

Het verbod op intraveneuze toediening van medicamenten door verpleegkundigen op de spoedeisende hulp of verpleegafdeling is achterhaald. Bekwame en bevoegde verpleegkundigen kunnen heel goed adequate en dus ook veilige zorg leveren door volgens protocol opioïd intraveneus toe te dienen. In een aantal landen gebeurt dat al, er zijn geen argumenten dat het hier niet zou kunnen.

Slaperigheid
Toename van slaperigheid is een tijdelijk fenomeen, waarvoor sommige patiënten onevenredig bang zijn: 'Ik wil geen zombie worden.' De sedatie kan het resultaat zijn van de betere pijnstilling, een inhaalslag. Bij 98% van de patiënten neemt deze hinderlijke bijwerking in een aantal dagen af, totdat het helemaal niet meer opvalt. Als de dosering langzaam wordt opgevoerd, is de slaperigheid minder hinderlijk.

Misselijkheid
Voor sommige mensen is misselijkheid (en braken) erger dan pijn. Ongeveer één op de drie mensen ervaart misselijkheid als ze voor het eerst een opioïd gebruiken. Ook dit fenomeen verdwijnt na enige dagen, de patiënt ontwikkelt er tolerantie voor. Degenen die op grond van eerdere ervaring weten wat hen te wachten staat, kunnen anti-emetica gebruiken gedurende de eerste week van opioïdgebruik, en soms na een dosisverhoging. Er zijn geen aanwijzingen dat het ene middel meer of minder misselijkheid veroorzaakt dan het andere, ondanks veel persoonlijke indrukken van professionals in de gezondheidszorg. Wisselen van middel kan wel geprobeerd worden als misselijkheid problematisch blijft en het niet aan andere oorzaken te wijten is.

Jeuk
Jeuk komt vooral hinderlijk voor bij intrathecale (spinale) toediening. Sommige opioïden (morfine) geven wat meer aanleiding tot jeukklachten dan andere. Jeuk kan een reden zijn om van middel te wisselen, omdat er geen tolerantie voor optreedt.

Verminderde ademhaling (ademdepressie)

Ademdepressie, op zijn ergst ademstilstand, en kort daaropvolgend, de dood, is de schrik van artsen en verpleegkundigen. Dit heeft tot gevolg dat vrijwel standaard te lage doses opioïd gegeven worden aan patiënten met ernstige pijn. Ademdepressie komt niet voor zolang een patiënt nog pijn heeft. Bij toepassing van de titratiemethode is het dus bijna onmogelijk dat een patiënt een ademdepressie krijgt. Ademdepressie is een teken van overdosering. Kennis van de farmacologie van de gebruikte opioïden zorgt ervoor dat patiënten een betere behandeling krijgen (wanneer treedt het piekeffect op na toediening, hoe lang werkt het), en voorkomt zowel onder- als overdosering.

Als ademdepressie optreedt, zoals na operaties wel eens wordt gezien, kan het effect geantagoneerd worden met naloxon. Mocht er elders een patiënt worden aangetroffen die onvoldoende ademt, dan dient allereerst de ademhaling ondersteund te worden (kunstmatige ventilatie) met een masker en beademingsballon of desnoods mond op mond. Pijnprikkels zijn ook een natuurlijke antagonist van ademdepressie door opioïden.

Kleine pupillen (miose)

De pupillen trekken onder invloed van het autonome zenuwstelsel samen bij opioïdgebruik, wat ook diagnostische waarde kan hebben. Er is geen relatie tussen de mate van miose en analgesie.

Obstipatie

Alle patiënten die opioïden gebruiken, krijgen en houden last van een vertraagde darmwerking. Als er geen passende maatregelen genomen worden, kunnen zij ernstig in de problemen komen met een door kilo's ontlasting verstopte dikke darm. Om dergelijke situaties te verhelpen is vaak een ziekenhuisopname nodig. Het verhelpen van obstipatie is voor geen van de betrokken partijen aangenaam. Alle patiënten die opioïden gebruiken, dienen dus gelijktijdig laxantia voorgeschreven te krijgen, zodat de darmwerking normaal blijft; dat wil zeggen een stoelgang eens per één, hooguit twee dagen. Door de laxantia macrogolelektrolyten en lactulose wordt vocht vastgehouden, zodat de fecesmassa zacht blijft en ondanks de vertraagde peristaltiek van de darmen toch wordt voortbewogen. Obstipatie dient dus voorkomen te worden door dagelijks gebruik van een laxans. Als er een gecombineerde oorzaak van obstipatie is, zoals bij darmtumoren, of wanneer er naast een (gedeeltelijke) mechanische obstructie afname van de peristaltiek wordt veroorzaakt, kan er fecaal braken optreden. Zo'n situatie dient voorkomen te worden. Een regionale (epidurale) katheter is dan een superieure analgetische techniek.

Verstoring van het hormonale systeem

Sinds opioïden ook intrathecaal toegediend worden, is het bekend dat zij bij zeer langdurig gebruik de centrale aansturing van het hormonale systeem vanuit de hypothalamus kunnen verstoren. De productie van hormonen die de hormoonproductie in de geslachtsorganen, de bijnieren en de schildklier reguleren, neemt af, waardoor het lichaam in een minder actieve staat raakt. Welke grenzen er aan gebruiksduur en mate van gebruik moeten worden gesteld is nog niet duidelijk. Zo nodig krijgt de patiënt substitutiehormoonbehandeling.

Psychische effecten

Hallucinaties en delier kunnen optreden, mede afhankelijk van de algemene toestand van de patiënt. Het is niet aan te geven bij welke dosering dit optreedt. De hallucinaties zijn meest visueel (beesten, personen, vaak aan de randen van het gezichtsveld); zij behoeven behandeling als de patiënt er last van heeft, met name als ze angst veroorzaken. Hallucinaties kunnen afnemen door vermindering van de dagdosis met 25% of door haloperidol 0,5-5 mg 2 dd.
Delier is een ernstige toestand waarbij de mate van verwardheid tot gevaarlijk gedrag kan leiden. De oorzaak is een functiestoornis van de hersenen; de aandacht kan niet worden vastgehouden (steeds hetzelfde vragen), de gedachtegang is chaotisch en er is veel psychische en motorische onrust. Als een delier optreedt, moet er bekeken worden wat de oorzaak is, waarbij meerdere factoren aan het beeld kunnen bijdragen. De behandeling is oorzakelijk en symptomatisch met haloperidol.

Lichamelijke gewenning (of afhankelijkheid)

Opioïden behoren tot de middelen die zodanige veranderingen in het lichaam van de gebruiker teweeg brengen dat plotseling staken van het gebruik tot onthoudingsverschijnselen leidt. Deze verschijnselen zijn in het algemeen tegenovergesteld aan de verschijnselen bij gebruik. Zij kunnen zo onaangenaam zijn dat er de gebruiker veel aan gelegen is om niet zonder middel te komen zitten. Voorbeelden van zulke middelen, met het bijbehorende onthoudingssyndroom, zijn:

alcohol	delirium tremens
koffie	hoofdpijn

nicotine	autonome onrust
paracetamol	hoofdpijn

De onthoudingsverschijnselen van opioïden kunnen zeer heftig zijn; de patiënt krijgt buikkrampen, diarree, koorts, angst, grote onrust, verstoorde bloeddrukregeling, is kortom ernstig ziek.
Een derde van een dagdosis opioïd voorkomt onthoudingsverschijnselen. Opioïden mogen dus nooit ineens gestaakt worden, als ze langer dan een paar dagen gebruikt worden. Ook niet voor een operatie onder anesthesie, waarbij ook opioïden worden gegeven. Mits geleidelijk uitgevoerd, voorkomt het afbouwen onttrekkingsverschijnselen. Lichamelijke gewenning voor opioïden treedt op binnen twee weken gebruik. Bij langduriger gebruik moet er bij staken dus worden afgebouwd. Het principe achter afbouwschema's is: met de helft van de dosering naar een nieuwe stabiele situatie, waarna de halveringsstappen herhaald worden tot er (bijna) niets meer over is.
Patiënten verwarren lichamelijke gewenning vaak met verslaving; het zijn echter volkomen verschillende verschijnselen (zie Verslaving, hierna).

Tolerantie
Als er steeds meer opioïd gebruikt dient te worden om hetzelfde effect te bereiken, spreekt men van tolerantie. Voor analgesie blijkt dit een zeer geleidelijk optredend fenomeen te zijn. Als een patiënt klaagt dat de gebruikelijke dosis niet meer effectief is, dient er gezocht te worden naar een nieuwe of verergerende oorzaak van de pijn. In de praktijk is tolerantie nooit een reden om een patiënt een opioïd te onthouden.

Verslaving
Als de ziekelijke behoefte aan een stof belangrijker wordt dan de zorg voor zichzelf en de naasten, spreken we van verslaving. Patiënten worden niet verslaafd omdat ze dagelijks hun voor pijnstilling benodigde hoeveelheid krijgen. De misverstanden rondom verslaving en opioïden zijn legio; het is van groot belang dat deze bij de aanvang van de behandeling uit de weg worden geruimd.

Overlijden
'Toen oma heel ziek werd en veel pijn had, kwam de dokter, hij gaf haar morfine waardoor ze ging slapen en toen overleed ze.' Het beeld dat de dood wordt versneld door het gebruik van morfine leeft bij veel mensen. Het is een associatieve omkering van de feiten: morfine is

juist in de laatste levensfase nodig. Tenzij er opzettelijk een grote overdosis wordt gegeven, leidt morfine niet tot eerder overlijden. Evenmin verlengt het het lijden.

In het geval van ernstige pijn kan een dagdosis zonder gevaar met 50% verhoogd worden. Patiënten die langer dan een paar weken opioïden gebruiken, zijn veel minder gevoelig voor de effecten van grotere hoeveelheden.

De hiervoor besproken punten wijzen nogmaals op de zeer belangrijke conclusie bij het gebruik van opioïden: *er is geen standaarddosis*. Iedere patiënt moet zoeken naar wat hem helpt, en dit zo nodig aanpassen. Zolang er pijn wordt ervaren, kan er meer gegeven/genomen worden. De begrippen 'veel' en 'weinig' zijn betekenisloos in de individuele pijnbehandeling.

Snel – gewoon – traag

Het succes van een behandeling hangt er in hoge mate van af hoe goed de pijnstiller in staat is de pijn, of de pijnen, in alle situaties over de dag en de nacht op een aanvaardbaar niveau te houden. Problemen die in de praktijk veel voorkomen zijn:
- Het analgeticum is uitgewerkt voordat de volgende dosis voldoende werkt.
- Er is hevige pijn die alleen optreedt bij bepaalde bewegingen of activiteiten.
- De nachtrust wordt verstoord door pijn.
- Het duurt 's morgens een uur voordat de pijnstillers voldoende werken.

Het is dus zinvol om onderscheid te maken tussen achtergrond- of basispijn en kortdurende doorbraakpijnen. De behandeling is verschillend: voor achtergrondpijn dienen opioïden gebruikt te worden die zo traag mogelijk werken, zodat er altijd voldoende aanwezig is. Voor de aanpak van doorbraakpijnen zijn juist middelen nodig die zeer snel werken, en waarvan de werking daarna weer snel stopt.

Een opioïd voorschrift bestaat dus doorgaans uit drie of vier delen:
- een traag werkend basismiddel (SR = slow release, retard); bijvoorbeeld morfine- en oxycodontabletten, fentanylpleister. Het vertragingsmechanisme van de tabletten kan doorbroken worden door de tabletten stuk te kauwen. Regelmatig gebruik is hier essentieel.
- een snelwerkend 'escape', ontsnappings- of reddingsmiddel (IR = immediate release); bijvoorbeeld morfinedrank, oxycodoncapsules

of -drank, ook fentanyl slijmvliesapplicator, wangzaktablet of neusspray. Gebruik alleen indien nodig.
- een laxans, altijd.
- de eerste week, indien nodig, een anti-emeticum.

10.4.2 STERK WERKENDE OPIOÏDEN

De meest gebruikte sterke opioïden zijn:
- morfine
- oxycodon
- fentanyl

Andere:
- buprenorfine
- methadon
- hydromorfon

Morfine
Morfine is het meest gebruikte, best bekende en goedkoopste sterke opioïd. Het gewone preparaat werkt vier tot zes uur, een SR-preparaat twaalf uur en langer. Doordat de lever veel morfine afbreekt voordat het in de algemene bloedsomloop terechtkomt, is er twee- tot driemaal zoveel nodig in tablet- of drankvorm als bij injecties. Morfine wordt afgebroken tot morfine-3-glucuronide en morfine-6-glucuronide. De eerste heeft geen analgetisch effect, maar prikkelt wel het centraal zenuwstelsel, de tweede is een sterk analgeticum. De metabolieten worden door de nieren uitgescheiden. Als er sprake is van een verminderde nierfunctie, moet de dosis dus worden aangepast, of er moet een ander middel worden gekozen.

Als de morfinedosis geleidelijk wordt opgevoerd, is er feitelijk geen maximale dosering. In de praktijk wordt er bij doseringen van boven de 600 mg per dag bekeken of een wisseling van middel of techniek niet een beter effect zou hebben.

Oxycodon
Oxycodon is een synthetisch sterk opioïd dat verkrijgbaar is in vele toedieningsvormen: snel werkend (capsules en drank), traag werkend (tabletten) en als injectie. Het wordt op een wat onvoorspelbare wijze omgezet tot de actieve stof oxymorfon. De metabolieten worden door de nieren uitgescheiden. Het is duurder dan morfine.

Fentanyl
Tot enige tijd geleden was fentanyl een zeer sterk opioïd dat alleen door anesthesiologen op de operatiekamer werd gebruikt. Het is ongeveer tachtigmaal sterker dan morfine en is na intraveneuze toediening na drie kwartier uitgewerkt. Het heeft geen werkzame afbraakproducten, zodat het gebruikt kan worden bij verminderde nierfunctie. De transdermale toedieningsvorm verlengt de inwerkingsduur tot ongeveer een halve dag en de werking tot drie dagen. Er zijn transmucosale toedieningsvormen (applicator, neusspray, snel smeltende tablet voor onder de tong) die vrijwel even snel inwerken als een intraveneuze injectie (en even kort werken); deze worden toegepast bij doorbraakpijnen in de behandeling van pijn bij kanker.

Hydromorfon
Hydromorfon is vier tot vijf keer sterker dan morfine. De eigenschappen komen verder vrijwel overeen.

Buprenorfine
Buprenorfine is een stof die de receptoren aanzet, maar ook blokkeert voor de inwerking van andere agonisten. Het behoort tot de agonist-antagonist opioïden. Boven de twee mg per dag heeft verhoging van de dosis geen zin. Het is verkrijgbaar als tabletten voor onder de tong (0,2 mg) en als pleisters van 5, 10, 20, 35, 52 en 70 µg/u.

Methadon
De sterkte van methadon is ongeveer gelijk aan die van morfine. Het kan zeer lang duren voordat het geëlimineerd is. Van mens tot mens verschilt de werking sterk. Door het effect op de NMDA-receptor heeft methadon meer effect dan andere opioïden als er ook sprake is van neuropathische pijn. Met name in de palliatieve zorg wordt hiervan gebruikgemaakt. Gebruikelijke doseringen zijn dan 2,5-10 mg 2 dd.

Piritramide
Piritramide wordt gebruikt voor postoperatieve pijn. Het is half zo sterk als morfine, zodat de doses het dubbele bedragen. Bij intraveneuze toediening werkt het iets sneller dan morfine, verder komen de eigenschappen overeen.

Sufentanil
Sufentanil is een zeer sterk werkend middel dat tijdens operaties intraveneus en na operaties in combinatie met een lokaal anestheticum

Pethidine

Pethidine wordt alleen genoemd om het obsoleet te verklaren. Het was het eerste synthetische opioïd, aanvankelijk aantrekkelijk vanwege een korter durend effect dan morfine. Het snelle effect kan echter verslavend zijn, en de metabolieten irriteren het centraal zenuwstelsel. Pethidine heeft geen enkel voordeel boven andere middelen, integendeel het heeft zelfs ernstige nadelen. Het dient dus niet meer gebruikt te worden.

Remifentanil

Remifentanil is een zeer kort werkend opioïd dat tijdens operaties en diagnostische procedures wordt gebruikt. Het werkt vrijwel direct na intraveneuze toediening en is na enige minuten uitgewerkt. Het biedt dus geen pijnstilling postoperatief. De eigenschappen van remifentanil maken het ook geschikt om als patient controlled analgesia (PCA) bij de bevalling toe te passen, hoewel er nog verschillend wordt gedacht over de veiligheid van de verschillende protocollen.

Tabel 10.1 Opioïden.

	morfine	oxycodon	fentanyl td/mucosa	hydromorfon	methadon	buprenorfine td/sl	tramadol
inwerktijd	15-30'	30-40'	6-12 u/3'	30'	30-60'	24 u/30-60'	30-60'
maximum effect	45-90'	90/150'	12-24 u/12'	90-120'	90-120'	60-80 u/30-60'	1-2 u
halfwaardetijd	2-4 u	3/4-8 u	24 u/3-7 u	2-4 u	4-130 u	30 u/3-4 u	6 u
duur effect	4 u	6-10 u	3 d/1 u	4 u	4-6 u	3-4/20-30u	4-10 u
eliminatie via	90% urine	urine	urine	urine	feces, urine	60% feces, 30% urine	urine
orale biobeschikbaarheid	20-50%	40-130%	nvt	35-80%	60-90%	70% (sl)	> 95%
actieve metabolieten	M6G	oxymorfon	–	–	–	+	+

	mor-fine	oxyco-don	fentanyl td/ mucosa	hydro-morfon	metha-don	buprenor-fine td/sl	tra-madol
relatieve sterkte	10	5	0,1	2,5	1-5*	0,3-0,6	100

* Afhankelijk van acuut of chronisch gebruik.

10.4.3 OPIOÏDWISSEL

Hoewel alle opioïden analgesie teweegbrengen door hun invloed op de μ-receptoren, verschillen ze in hun werking op de andere receptorsystemen. Als het niet lukt om voldoende analgesie te verkrijgen met een bepaald middel of als er ongewenste bijwerkingen optreden (zoals spiertrekkingen), kan een ander middel worden gegeven. Vaak wordt met morfine begonnen en daarna oxycodon of methadon geprobeerd; uiteindelijk lukt het om 95% van de patiënten voldoende analgesie te geven met aanvaardbare bijwerkingen.

Opioïdwissel is geïndiceerd als:
- er onvoldoende analgesie is verkregen na drie dosisaanpassingen (en het vertrouwen van de patiënt verloren gaat);
- er na twee weken bij stabiele dosering onaanvaardbare bijwerkingen zijn waarvoor geen tolerantie opgetreden is;
- er bij langdurig gebruik tolerantie voor het analgetisch effect is opgetreden.

Er zijn geen algemeen geldende regels voor opioïdwissel, wel blijkt uit de praktijk dat de dosering van het nieuwe middel de helft of zelfs een derde kan bedragen van de theoretisch equipotente dosis. Rekening moet worden gehouden met de farmacokinetische eigenschappen van de middelen, zowel bij de af- als opbouw.

10.5 Antidepressiva en anti-epileptica, middelen bij de behandeling van neuropathische pijn

Zoals bij veel ontwikkelingen in de geneeskunde ging gebruik van antidepressiva voor pijn vooraf aan de wetenschappelijke verklaring van de werkwijze. In de jaren zestig van de vorige eeuw bleek dat antidepressiva in een lage dosering, te laag om depressie te behandelen, wel effect hadden op pijn. Later is er op basis van onderzoek verondersteld dat norepinefrine en serotonineheropnameremming tot een versterking van de werking van inhiberende banen vanuit de hersenen naar het ruggenmerg leidt. Een moeilijkheid bij het onderzoek is dat dierexperimenteel onderzoek niet altijd te vertalen is naar de situatie bij de mens.

De meest gebruikte antidepressiva voor pijn zijn: amitriptyline, nortriptyline (tricyclische antidepressiva, TCA's), venlafaxine en duloxetine. Met amitriptyline is de meeste ervaring opgedaan. De werkzaamheid is matig: bij vier van de tien patiënten vermindert de pijn met 50%, waarbij moet worden opgemerkt dat die vier geen pijnvermindering ondervonden van gewone pijnstillers. In tegenstelling tot de behandeling van nociceptieve pijn, waar dosisverhoging op geleide van effect vrijwel altijd effectief is, zijn er dus veel patiënten met neuropathische pijn die onvoldoende effect ervaren van de maximale dosis amitriptyline (75 mg).

Amitriptyline wordt 'off-label' voorgeschreven, dat wil zeggen dat het niet is geregistreerd als pijnstiller bij neuropathische pijn. De reden is dat het reeds lang op de markt en goedkoop is, zodat een herregistratieprocedure niet lonend is. Om verwarring bij de patiënt te voorkomen geven veel pijncentra de patiënt aanvullende informatie. De vergelijking met acetylsalicylzuur begrijpen patiënten goed; ook acetylsalicylzuur wordt tegenwoordig in een lagere dosering gebruikt voor een ander doel dan waarvoor het een halve eeuw geleden werd gebruikt. Amitriptyline wordt eenmaal daags 's avonds ingenomen, zodat de bijwerking slaperigheid het meest optreedt in de nachtelijke uren. Verbeterde kwaliteit van de nachtrust is een prettige bijkomstigheid bij veel patiënten. De resterende slaperigheid die men 's morgens nog voelt is na één tot twee weken niet meer merkbaar. Het effect van amitriptyline kan lang op zich laten wachten; het dient minstens drie weken gebruikt te zijn alvorens het effect kan worden beoordeeld. De begindosis is 25 mg (bij ouderen 10 mg), daarna kan de dosis geleidelijk, met 10 mg per week, of 25 mg per twee tot vier weken worden verhoogd tot maximaal 75 mg. Droge mond, wazig zien, urineretentie (door anticholinerge werking) en gewichtstoename zijn bijwerkingen die soms een reden zijn om met het middel, ondanks effectiviteit, te stoppen. Een voordeel is dat het, ook door ouderen, langdurig kan worden gebruikt zonder nadelige gevolgen voor orgaansystemen. Ouderen die last hebben van orthostatische hypotensie kunnen beter nortriptyline gebruiken. Dat veroorzaakt minder bijwerkingen op het hart- en vaatstelsel.

Duloxetine is geregistreerd voor de behandeling van diabetische polyneuropathie.

Anti-epileptica blijken ook effectief bij de behandeling van neuropathische pijn. Ook deze middelen zijn aanvankelijk niet geregistreerd voor de behandeling van neuropathische pijn; inmiddels is dat voor een aantal wel het geval.

bekende middelen	indicatie
carbamazepine	aangezichtspijn
gabapentine	diabetische polyneuropathie (DPN)
pregabaline	DPN, postherpetische neuropathie (PHN)
lamotrigine	aangezichtspijn

De werkzaamheid is ongeveer gelijk aan die van antidepressiva, lang niet alle patiënten ervaren dus voldoende pijnstilling. De anti-epileptica worden beter verdragen; de bijwerkingen zijn minder vaak een reden om ermee te stoppen. Een maatschappelijk nadeel is dat de antiepileptica veel duurder zijn dan de TCA's. Dit is een reden om als het kan toch eerst amitriptyline te proberen.

Neuropathische pijn die niet voldoende vermindert met één middel wordt ook wel met een combinatie van twee of zelfs drie (laag gedoseerde) middelen behandeld.

10.6 Andere middelen

Capscaïcine is de werkzame stof in Spaanse peper. Op de huid aangebracht veroorzaakt het een warm, branderig gevoel. Herhaalde toediening doet een neurotransmitter in de vrije zenuwuiteinden ('nociceptoren'), substance-P, afnemen, waardoor de drempel voor pijnprikkels hoger wordt. Het wordt in de sterkte van 0,025 tot 0,075% een aantal malen per dag in de huid gewreven. Aantoonbaar effect is er bij diabetische polyneuropathie en artrose. Bij ouderen is het ontbreken van interacties met de overige medicatie van de patiënt een voordeel.
Er is een pleister met een veel hoger capsaïcinegehalte op komst (8%), die op een stuk huid met ernstige hyperesthesie geplakt kan worden (dat dient dan vanwege de pijnlijkheid van de behandeling verdoofd te zijn door middel van tijdelijke regionale anesthesie). Het effect duurt weken tot maanden, en kan na drie maanden worden herhaald.

Een lidocaïnepleister (5% sterkte) kan ook een oplossing zijn voor hinderlijke hyperesthesie (zoals bij postherpetische neuralgie). De pleisters hebben een afmeting van tien bij veertien cm. Er kunnen tot drie pleisters maximaal twaalf uur opgeplakt worden, waarna twaalf uur geen pleister. Op vergoeding door de ziektekostenverzekering in Nederland wordt nog gewacht.

11 Psychologische behandeling

11.1	Inleiding	89
11.2	Cognitieve gedragstherapie	89
11.3	De derdegeneratie gedragstherapie: ACT en Mindfulness	91
11.4	Mindfulness	92
11.5	De psycholoog als pijnbehandelaar	93

11.1 Inleiding

Psychologische behandelingen worden soms opgevat als alternatief voor medische pijnbestrijdingsmethoden. Het is echter van belang te bedenken dat psychologische interventies – in een multidisciplinaire aanpak – onlosmakelijk verbonden zijn met somatische interventies. Van de verschillende psychologische behandelingsmethoden zijn de gedragstherapie en cognitieve therapie de meest gebruikte voor patiënten met pijn. Deze behandelmethoden worden ook wel de tweedegeneratie gedragstherapie genoemd. Sinds een jaar of vijf is de derdegeneratie gedragstherapie duidelijk in opkomst; voor de behandeling van pijn is daarvan Acceptance and Commitment Therapy (ACT) en Mindfulness interessant.

11.2 Cognitieve gedragstherapie

De gedragstherapie is gebaseerd op leertheorieën en experimentele psychologie die in het begin van de vorige eeuw tot ontwikkeling kwamen. De leertheorie vat (chronisch) pijngedrag op als aangeleerd gedrag. Gedrag bestaat uit observeerbare verschijnselen. Veel van het gedrag leert het individu onbewust aan. Door een proces van belonen, negeren en straffen leren we vaak zonder het te beseffen gedrag aan. Pijngedrag kan gezien worden als het resultaat van leerprocessen waarin vooral de ziekteaspecten van het gedrag systematisch beloond worden. De gedragscomponent wordt dus voor een groot gedeelte bepaald door leerprocessen en niet zozeer door de (ernst van de) onderliggende lichamelijke aandoening.

In principe zou aangeleerd gedag kunnen worden afgeleerd. In de gedragstherapie zijn daar verschillende methoden voor. Op basis van de psychologische diagnostiek wordt er een functieanalyse gemaakt waarin in kaart wordt gebracht wat de uitlokkende factoren van het pijngedrag zijn (in de tuin gewerkt, wat in rugpijn resulteerde), de emotionele reactie erop (boos, omdat het weer niet goed ging), het vermijdingsgedrag (ik kan niet meer in de tuin werken) en onderhoudende factoren ervan (bijv. stress op het werk). Verder wordt in kaart gebracht wat de 'beloning' is (aangepaste werktijden, meer aandacht van de partner) en wat de 'straf' (niet meer kunnen sporten, niet meer kunnen ravotten met de kinderen). Vaak is dit een ingewikkeld schema met als doel het pijnprobleem voor zowel de patiënt als de behandelaar(s) zo inzichtelijk mogelijk te maken. Het biedt aanknopingspunten voor de behandeling. In de gedragstherapie wordt, min of meer ongeacht de oorzaak van het pijngedrag, verondersteld dat pijngedrag te wijzigen is. Therapie richt zich dan ook op het afleren van buitensporig en invaliderend gedrag. Dit wordt gedaan door gebruik te maken van de leerprincipes *shaping* (op *graduele wijze* leert de patiënt nieuw gedrag met de bedoeling het pijngedrag uit zijn repertoire te verbannen) en *extinctie* (uitdoving). Pijngedrag wordt afgeleerd (door te negeren en straffen) en tegelijkertijd wordt gezond gedrag stap voor stap aangeleerd (door te belonen).

Rond 1960 kwam de cognitieve therapie tot ontwikkeling, onder andere als tegenreactie op 'pure' gedragstherapie, waarin alleen het uiterlijk waarneembare gedrag focus van behandeling was. Cognitieve therapie richt zich op cognities: dat wat we denken en weten over de wereld en onszelf. Bekende voorbeelden van cognitieve therapie zijn Rationeel Emotieve Therapie (RET) van Albert Ellis en Becks Cognitieve therapie. Heel algemeen kan worden gesteld dat het doel van cognitieve therapie is cognities te herstructureren. Daarbij gaat het om het veranderen van *irrationele* cognities. Een cognitie kan niet alleen inhoudelijk irrationeel zijn, maar dat kan ook gelden voor de emotionele lading (bijv. veel te kwaad reageren op een knullig incident).

Het leren van nieuwe cognities als reactie op pijn zal het gevoel van controle vergroten en daarmee negatieve emoties en gedachten over pijn verminderen. Het leren van nieuwe cognities is een ingewikkelde weg. De psycholoog moet er eerst achter komen wat onder de cognities ligt, de zogeheten basisassumpties. Deze basisassumpties (welke globale opvattingen heeft men over de wereld, over mensen, over zichzelf) zijn bepalend voor de automatische (vaak negatieve) gedachten. Zo kan de patiënt een verkeerde betekenis aan pijn geven (verkeerd etiketteren) of er een verkeerde oorzaak aan toeschrijven (verkeerd attribueren). Cognitieve therapie helpt de patiënt dus zijn denken te herstructureren. Daarvoor moet hij zich eerst bewust zijn van zijn gedachten. Dat is niet zo eenvoudig, omdat veel gedachten of denkgewoonten automatisch zijn en we ons er nauwelijks bewust van zijn.

Sinds een aantal jaren zijn gedragstherapie en cognitieve therapie niet meer zo strikt gescheiden. In de praktijk lopen deze behandelvormen door elkaar en zijn veel gedragstherapeuten cognitief georiënteerd. In een multidisciplinaire aanpak is cognitieve gedragstherapie niet meer weg te denken in een therapie met somatische behandelingen.

Voorbeeld
Een bekende techniek in de cognitieve gedragstherapie om van automatisch negatieve gedachten tot het kernthema te komen, is de 'downward arrow', de neerwaartse pijltechniek. Hierbij wordt op een gestructureerde manier gevraagd naar de implicaties, waarbij de behandelaar faciliteert en de patiënt het 'materiaal' aanlevert.
Bijvoorbeeld:
– Als ik me beweeg, krijg ik rugpijn.
– Als ik rugpijn heb, beschadig ik iets.
– Als ik iets beschadig aan mijn rug, word ik nooit beter.
– Als ik niet vanzelf beter word, kan ik niet meer werken.
– Als ik niet meer kan werken, kom ik in de WIA.
– Als ik in de WIA kom, stel ik niets meer voor.
– Als ik niets meer voorstel, wil ik niet meer leven.

11.3 De derdegeneratie gedragstherapie: ACT en Mindfulness

Acceptance and Commitment Therapy (ACT) is een door Steve Hayes ontwikkelde vorm van gedragstherapie die zich niet richt op het veranderen van de inhoud van de cognities, zoals wel het doel is bij cognitieve therapie, maar op het vergroten van psychologische flexibiliteit door middel van acceptatie van het onvermijdelijke. Het leven in het hier en nu, gegeven de leergeschiedenis en negatief ervaren stimuli, defusie van cognities (gedachten als gedachten zien en niet als 'waar') en het installeren van gedrag dat in overeenstemming is met wat men echt belangrijk vindt in het leven (commitment aan waarden).

De kern van ACT is de filosofie dat het vechten tegen onvermijdelijke zaken uiteindelijk ten koste gaat van een waardevol leven. Enerzijds *exposure* aan het onvermijdelijke karakter van de pijn zelf en het leren accepteren dat vermijding of controle van pijn niet werkt en anderzijds het herstellen van het contact met waarden.

De behandeling vindt plaats aan de hand van zes kernprocessen:
- cognitieve defusie: het leren scheiden van cognities en gedrag. Je kunt iets anders doen dan wat je gedachten je ingeven. Je bent niet je gedachten;
- mindfulness: de vaardigheid om oordeelvrij in het hier en nu je ervaringen te observeren en te ondergaan zonder actie te ondernemen om ervaringen te vermijden, te controleren of vast te houden;
- acceptatie: leren stoppen met vechten tegen onvermijdelijke zaken in het leven, waaronder ook menselijk leed of chronische pijn;
- zelf-als-context: het jezelf leren zien in context (samenhang) met je omgeving; je problemen zijn niet wie je bent;
- verheldering van waarden: bepalen wat echt waardevol is in het leven, zoals gezondheid, relaties, ontwikkeling, spiritualiteit en creativiteit;
- gecommitteerde actie: de bereidheid om je gedrag stap voor stap te veranderen in de richting van de waarden waaraan je jezelf verbonden hebt.

Al deze kernprocessen staan met elkaar in verband, ze kunnen niet los van elkaar worden gezien. In combinatie leiden deze processen tot het uiteindelijke doel van ACT: psychologische flexibiliteit.

De behandeling van eerste keuze bij chronische pijn is (nu nog) cognitieve gedragstherapie. Wanneer deze behandeling niet tot het gewenste resultaat leidt, kan gekozen worden voor ACT. De eerste onderzoeksresultaten lijken veelbelovend.

11.4 Mindfulness

De oorsprong van mindfulness, 'opmerkzaamheid' of 'presence of hart', ligt in het boeddhisme. Het verwijst naar een vorm van meditatie waarin men zich op een niet-reactieve manier bewust is van fysieke en geestelijke sensaties en situaties van het moment: bewuste aandacht ofwel 'een zachtmoedige relatie aangaan met wat er zich nu aandient'.

Het is een levenshouding die zich kenmerkt door acceptatie van onvermijdelijk negatieve en positieve ervaringen: aanvaarding.

Door mindfulness te beoefenen wordt het mogelijk de werkelijkheid te aanvaarden en bewust aandacht te geven aan jezelf en alles om je heen. Leven in het moment. Door het bewust worden en loslaten van automatische gedachten en oordelen, is het mogelijk innerlijke kalmte en rust te bereiken.

Jon Kabat-Zinn heeft als eerste het begrip mindfulness uit de boeddhistische context gehaald en een training ontwikkeld, Mindfulness Based Stress Reduction. Hij heeft de basis gelegd voor het gebruik van mindfulness door psychologen en psychotherapeuten in de Verenigde Staten en Europa.

Het toepassen van deze inzichtmeditatie is terug te vinden als onderdeel in behandelingen van diverse psychische klachten. Mindfulness Based Cognitive Therapy (MBCT, of Aandachttraining) richt zich specifiek op het ontwikkelen van een andere houding tegenover problemen en past heel goed in de Acceptance and Commitment Therapie.

11.5 De psycholoog als pijnbehandelaar

De afgelopen decennia is de rol van de psycholoog in de behandeling van patiënten met chronische pijn ingrijpend veranderd. De psycholoog was het sluitstuk: 'Tot onze spijt hebben we niets kunnen vinden, u moest maar eens naar de psycholoog.' Het is voor te stellen wat dat met een patiënt doet: teleurstelling, afgescheept voelen, niet gemotiveerd en zelfs weerzin tegen de verwijzing.

Wetenschappelijk onderzoek toonde aan dat multidisciplinair werken de kwaliteit van de pijnbehandeling vergrootte. Dit inzicht werd versterkt door een groeiend aantal studies dat de samenhang tussen medische en psychologische factoren bij chronische pijn aantoonde.

Verwijzen naar een psycholoog kan worden gedaan om een aantal redenen:
- als vast onderdeel van de multidisciplinaire diagnostiek en behandeling;
- omdat de patiënt er zelf om vraagt;
- wanneer de behandelaar een discrepantie vaststelt tussen objectiveerbare klachten en het (pijn)gedrag van de patiënt;
- stagnatie in de (somatische) behandeling;
- wanneer er sprake is van hoge lijdensdruk ten gevolge van de klachten.

Kortweg kan er dan een aantal vragen aan de psycholoog gesteld worden:
- Zijn er psychologische factoren die de klacht in stand houden en/of verergeren en zo ja, welke? De wisselwerking tussen gedrag, emoties en gedachten wordt onderzocht in relatie tot de klachten en de invloed daarvan op het psychosociaal functioneren. Daarvoor worden verschillende methoden gebruikt: dossieronderzoek, (semi)gestructureerd interview, observatie en psychologische vragenlijsten.
- Is er een indicatie voor psychologische behandeling? Als dat zo is, wie dient deze dan uit te voeren? Is de patiënt gemotiveerd, worden de vastgestelde psychologische factoren veranderbaar geacht? Als dat het geval is, moet er bekeken worden of de psycholoog verbonden aan het ziekenhuis deze behandeling gaat uitvoeren of dat er verwezen moet worden naar een psycholoog in een andere instelling.
- Is er een contra-indicatie op psychologisch gebied voor medische en/of psychologische behandeling?
Een psychologische behandeling is gecontra-indiceerd als een patiënt niet in staat wordt geacht tot zelfreflectie of gedragsverandering, of wanneer een patiënt niet gemotiveerd is. Wanneer deze ongemotiveerdheid berust op angst, is het van belang om dit met de patiënt nader te exploreren. Als deze angst serieus genomen wordt en goede uitleg wordt gegeven (bijv. 'Het gaat erom dat u leert omgaan met de gevolgen die de klachten voor u hebben') kan de patiënt zijn ongemotiveerdheid meestal laten varen.

Een andere overweging om niet te behandelen is de betrokkenheid van een patiënt in een juridische procedure.
De psycholoog houdt zich niet bezig met de vraag of de klachten *veroorzaakt* worden door psychologische factoren. De psycholoog is gericht op de consequenties van de pijn en niet zozeer op de pathogenese of de oorzaak.

De psycholoog richt zich op de huidige situatie van de patiënt, en dus niet op de vraag of er een psychologische *oorzaak* voor de pijn is. Elke uitspraak over een psychologische oorzaak van pijn is voor de patiënt vaak onverteerbaar. Patiënten legitimeren hun pijn meestal vanuit het medische model en interpreteren de uitspraak van de psycholoog als een vorm van wantrouwen ten opzichte van de fysieke realiteit van de pijn.

Alleen wanneer de psycholoog zich richt op het zoeken naar psychologische factoren die in de huidige situatie een negatieve rol spelen bij het omgaan met de pijn, kunnen concrete doelstellingen en werkpunten worden vastgesteld in samenspraak met de patiënt.

Anesthesiologische behandelwijzen

12

12.1	Inleiding	96
12.2	Proefblokkade	96
12.3	Verschillende mogelijkheden van anesthesiologische behandelingen	98

12.1 Inleiding

Invasieve anesthesiologische behandelingen beogen pijnvermindering te bewerkstelligen door middel van injecties bij of in het perifere of centrale zenuwstelsel. De technieken zijn afgeleid van de regionale anesthesietechnieken die bij operaties worden gebruikt.
Het simpele idee dat pijn kan verdwijnen als een zenuw wordt doorgenomen ('doodspuiten') gaat niet op, omdat de motoriek dan ook uitvalt en er later neuropathische pijn ontstaat.

12.2 Proefblokkade

Doorgaans wordt er een proefblokkade gegeven voorafgaand aan een definitief blok. De proefblokkade dient om:
- de mate en duur van het effect vast te stellen;
- eventueel onverwachte effecten op te sporen;
- de patiënt in staat te stellen te voelen wat hem te wachten staat bij een definitief blok;
- de aanwezigheid van andere bijdragende factoren te verduidelijken.

Meestal maakt de anesthesiologische behandeling bij chronische pijn deel uit van een multidisciplinaire aanpak waarin er ook aandacht is voor de gedrags- en sociale gevolgen van de pijn.

Ter voorbereiding van een invasieve behandeling dient er een aantal voorzorgsmaatregelen te worden getroffen:
- De patiënt dient zowel mondelinge als schriftelijke voorlichting ontvangen te hebben.
- De patiënt heeft aangegeven de bedoeling van de (proef)behandeling begrepen te hebben.
- Contra-indicaties zijn uitgesloten: er is geen infectie in de omgeving, er wordt geen antistolling gebruikt (ook geen ascal en NSAID's).
- Er is vervoer naar en van het ziekenhuis geregeld, indien de rijvaardigheid na toedienen van de proefblokkade tijdelijk is verminderd.
- Indien sedatie of anesthesie is afgesproken, heeft de patiënt de gebruikelijke preoperatieve screening gehad en duidelijke instructies gekregen over nuchter zijn.
- Eventuele bijzonderheden dienen voor alle betrokkenen duidelijk te zijn.
- Hoe de patiënt het effect van de proefbehandeling moet bijhouden is duidelijk.
- Er is een (telefonische) afspraak gemaakt om na enige tijd het effect van de proefblokkade te bespreken.

12.2.1 BEWAKING

Tijdens de invasieve behandeling is er een verpleegkundige aanwezig die op de patiënt let en assisteert. Welke bewaking wordt toegepast, hangt af van de algemene toestand van de patiënt, de aard van de ingreep en of er sedatie of anesthesie wordt toegepast.

Bewaking van de zuurstofsaturatie, polsfrequentie, het elektrocardiogram en de bloeddruk zijn veelgebruikte niet-invasieve bewakingstechnieken die het in een vroeg stadium voorkómen van problemen mogelijk maken.

Voorbeelden van problemen die kunnen optreden bij het geven van een proefblokkade zijn:
- vasovagale collaps (bradycardie);
- intravasale injectie van de proefverdoving (tachycardie);
- obstructie ademweg, onvoldoende ventilatie (hypoxie).

Na de procedure dient de patiënt te worden bewaakt totdat zijn toestand stabiel is. Hoe lang dit is, hangt weer af van de algemene toestand van de patiënt en de aard van de procedure. Zeer zelden is er sprake van een complicatie of instabiliteit die een klinische opname noodzakelijk maakt.

In de behandel- en de nazorgruimte is resuscitatieapparatuur aanwezig.

12.3 Verschillende mogelijkheden van anesthesiologische behandelingen

De verschillende mogelijkheden van anesthesiologische behandelingen zijn:
- neurolyse bij patiënten met een korte levensverwachting (alcohol, fenol); bijvoorbeeld blokkade van de plexus coeliacus bij pancreascarcinoom of intercostale zenuwblokkade bij longcarcinoom;
- injectie van lokaal anestheticum en/of corticosteroïd; bijvoorbeeld bij neuroompijn, acuut radiculair syndroom of herpes zoster;
- gedeeltelijke neurolyse met warmte (RF, radiofrequente energie), bijvoorbeeld bij de behandeling van facetgewricht gerelateerde pijn;
- gedeeltelijke neurolyse met koude (cryoanalgesie), bijvoorbeeld bij sacro-iliacale pijn;
- adhesiolyse (met katheter of epiduroscopie), bij persisterende beenpijn ten gevolge van adhesies na HNP-chirurgie;
- zenuwstimulatie (neuromodulatie, zie hoofdstuk 13 Neuromodulatie); bijvoorbeeld bij 'failed back surgery', onbehandelbare angina pectoris of CRPS type 1.

12.3.1 NEUROLYSE

Neurolyse is de destructie van zenuwweefsel met het doel pijngewaarwording te verminderen. De indicatie is vrijwel altijd anderszins onbehandelbare pijn bij kanker. Omdat het niet ongedaan gemaakt kan worden, wordt er zorgvuldig bekeken of alle mogelijke behandelingen naar behoren zijn geprobeerd en of er geen alternatief bestaat.
Voorbeelden van neurolytische technieken zijn:
- plexus coeliacus blokkade (afb. 12.1) met alcohol 96% voor de behandeling van pijn in de bovenbuik ten gevolge van pancreascarcinoom;
- intercostale zenuwblokkade met alcohol 96% of fenol 6% tegen pijn bij longkanker;
- 'lower end block', blokkade van de onderste sacrale zenuwwortels met fenol in glycerol bij anale pijn bij rectumcarcinoom;
- behandeling van aangezichtspijn door injectie van glycerol achter het ganglion van Gasser;
- neuroomablatie met alcohol 96%;

- radiofrequente ablatie van de tractus spinothalamicus (chordotomie) voor de behandeling van unilaterale ondraaglijke pijn bij terminale kanker.

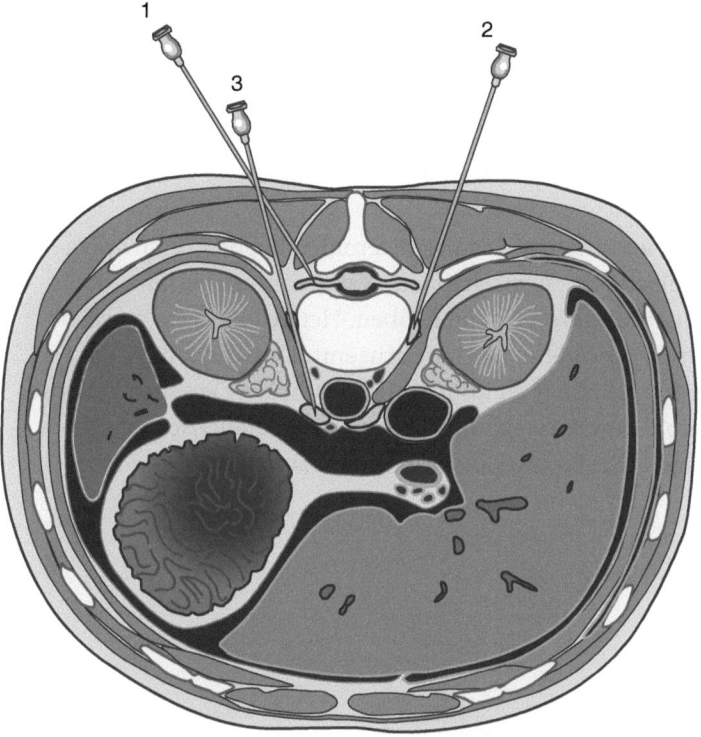

Afbeelding 12.1 *Schematische weergave van de benadering van dorsaal van de plexus coeliacus.*

Neuronen van de betreffende zenuwstructuren worden niet getroffen, zodat herstel van de zenuwfunctie na verloop van maanden te verwachten is. Vanwege het later ontstaan van neuropathische pijn wordt de indicatie voor neurolyse alleen gesteld als de levensverwachting een half jaar tot maximaal een jaar is.

12.3.2 LOKAAL ANESTHETICUM EN CORTICOSTEROÏDINJECTIE

Diagnostisch en ook therapeutisch kan een lokaal anestheticum geïnjecteerd worden. Het meest betrouwbare antwoord op de vraag of de betreffende structuur (zenuw, spier of peesaanhechting, myofasciaal pijnpunt) verantwoordelijk is voor de klachten, is pas gegeven wanneer er op een kort en lang werkend middel voorspelbaar wordt gereageerd. Het sterke placebo-effect van injecties kan met een fysiologisch zoutinjectie worden vastgesteld. Deze bewerkelijke en tijdrovende procedure wordt in de praktijk beperkt tot injectie met een kort of lang werkend lokaal anestheticum (lido- of bupivacaïne). Bij chronische pijn komt het geregeld voor dat een lokaal anestheticum veel langer pijnvermindering geeft dan door het lokale effect kan worden verklaard. Lidocaïne heeft dan bijvoorbeeld twee dagen effect, terwijl de lokale werking maximaal vier uur bedraagt, meestal één tot twee uur. Een dergelijk effect wijst op centrale (ruggenmerg)modulatie van de pijn en heeft gevolgen voor de te kiezen therapie.

Zowel lokale anesthetica als corticosteroïden hebben zenuwmembraan stabiliserende eigenschappen, waardoor hun perifere toediening ook centrale gevolgen kan hebben. Het gevolg is dat zowel de perifere als de centrale sensitisatie afneemt. De patiënt merkt dat er minder spontane pijn is en minder hyperesthesie. De gebruikte doses corticosteroïd kunnen wel effect hebben op de diabetische glucosehuishouding en de vrouwelijke hormoonbalans.

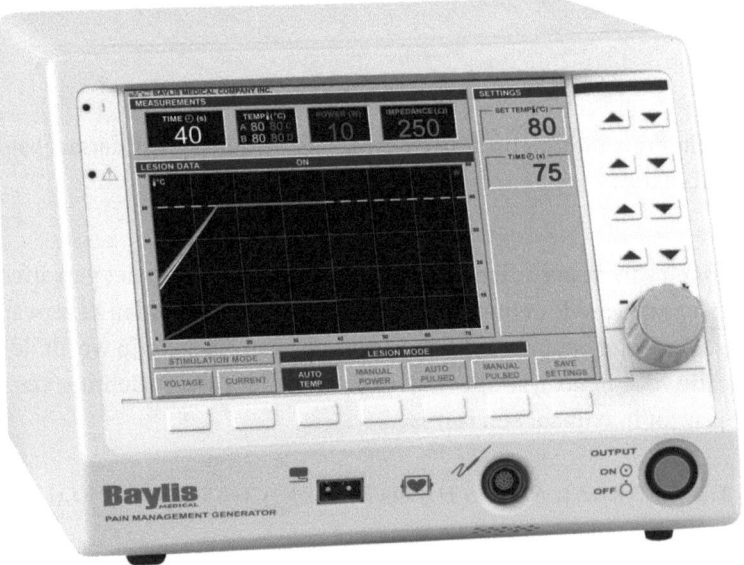

Afbeelding 12.2 *Radiofrequente generator om gecontroleerde warmtelaesies toe te dienen.*

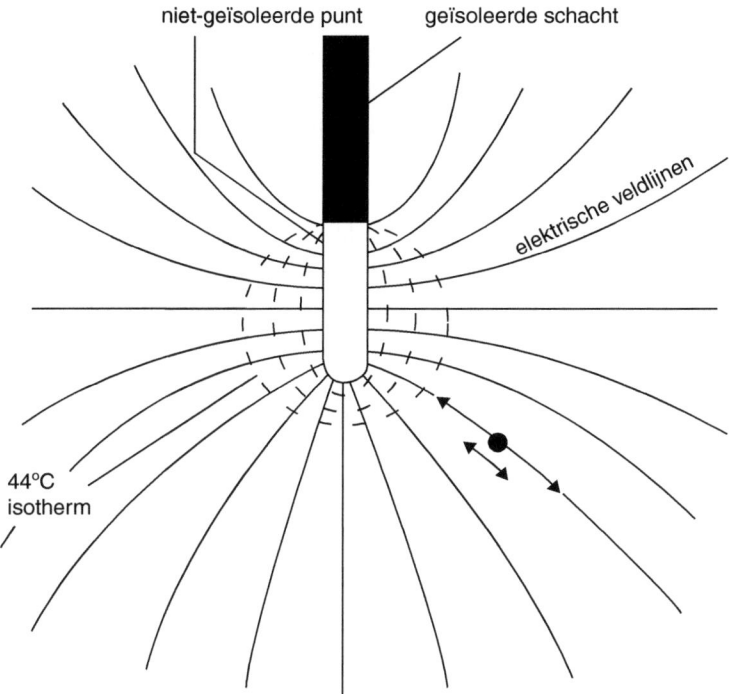

Afbeelding 12.3 Schematische weergave van de warmteverdeling rond de niet-geïsoleerde punt van de naald.

12.3.3 RADIOFREQUENTE BEHANDELING

Een niet-destructieve methode van langdurige (maanden tot jaren) neurolyse is de radiofrequente verhitting van zenuwen en ganglia. Nadat door middel van een proefverdoving is vastgesteld dat de desbetreffende structuur verantwoordelijk is voor de ervaren pijn, kan een geïsoleerde naald met een metalen punt van enige millimeters (van twee tot tien) vlakbij de structuur worden ingebracht. Door middel van stimulatie met een zwakke stroom van 50 Hz wordt de nabijheid van de gezochte structuur bepaald. Het ontbreken van motorische stimulatie op afstand bij een sterkere stroom van twee Hz toont aan dat er voldoende afstand is tot de motorische voorwortel of de (gemengde) zenuw. Als de positie van de naaldpunt aldus met grote nauwkeurigheid is vastgelegd, kan gecontroleerde verhitting plaatsvinden; het apparaat meet de temperatuur van de naaldpunt en voert zoveel energie toe als nodig is om die temperatuur te handhaven gedurende een vastgestelde tijd, bijvoorbeeld zestig seconden. De noodzakelijke verdoving kan bij de patiënt gedurende enige uren een gedeeltelijk motorisch blok veroorzaken, zoals bij iedere regionale anesthesie. Om die reden worden actieve verkeersdeelname en het bedienen van gevaarlijke apparatuur afgeraden. Na enige weken komt de patiënt bij de behandelaar terug voor controle van het effect en beoordeling van de resttoestand. Er kan dan besloten worden tot aanvullende invasieve behandelingen.

12.3.4 CRYOTHERAPIE

Bevriezing van zenuwweefsel kan de geleiding langdurig onderbreken zonder de omliggende weefsels te beschadigen. Het effect houdt weken tot maanden aan. De naald (probe) is dikker dan een RF-naald; 1,7-2,8 mm (RF-naald is 0,7 mm). Cryotherapie wordt gebruikt als de bron van de pijn één duidelijk punt betreft. Het is een veilige methode waarvan de toepassingsmogelijkheden nog niet geheel duidelijk zijn.

12.3.5 ADHESIOLYSE

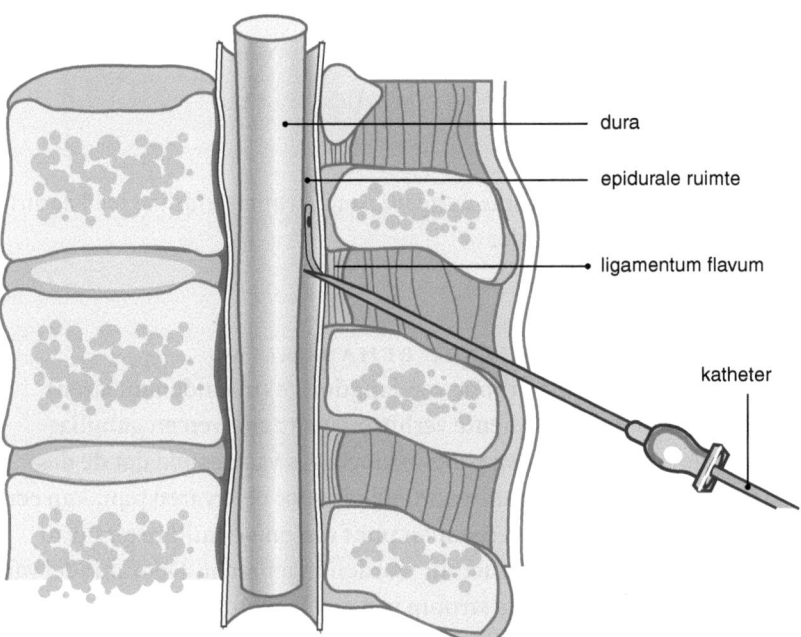

Afbeelding 12.4 *Weergave van de plaatsing van een katheter in het wervelkanaal bij de behandeling van radiculaire pijn bij adhesies.*

Pijn kan ontstaan als een zenuw(wortel) gevangen zit in littekenweefsel, waardoor er tractie ontstaat bij bewegingen. Een veelvoorkomend voorbeeld is een lumbale zenuwwortel die vastzit in littekenweefsel in het wervelkanaal na herniachirurgie. De patiënt heeft dan geen pijn in rust, maar bij het buigen van de heup met gestrekt been ontstaat er al snel uitstralende pijn in het been: radiculaire pijn gekenmerkt door het beperkte aantal graden dat het been gestrekt kan worden geheven ('straight leg raising, SLR'). Het doel van de behandeling is een katheter of een endoscoop in de nabijheid van de adhesies te brengen en deze chemisch (hyaluronidase) of fysisch (knippen) te verwijderen, waardoor de zenuw weer ongehinderd kan glijden bij bewegingen. Het spoelen van het betrokken gebied lijkt ook een rol te spelen bij het resultaat: eventueel aanwezige ontstekingsmediatoren worden aldus verwijderd.

Een beschrijving van *trigger point* injecties is te vinden in hoofdstuk 21: Spierpijn.
Een beschrijving van neuromodulatie is te vinden in hoofdstuk 13: Neuromodulatie.

Neuromodulatie

13.1	Inleiding	104
13.2	TENS	104
13.3	SCS	105
13.4	Richtlijn	107

13.1 Inleiding

Neuromodulatie is de beïnvloeding van het sensorische deel van het zenuwstelsel door middel van stroomtoediening. Dit kan oppervlakkig (transcutane zenuwstimulatie; Engels: transcutaneous nerve stimulation: TENS) of inwendig (spinal cord stimulation: SCS) plaatsvinden.

13.2 TENS

Transcutane zenuwstimulatie (TENS) kan op twee manieren worden toegepast: met lage (1-4 Hz) of hoge (50-120 Hz) frequentie. De stroomsterkte en -spanning zijn laag. Geleidende plakkers worden om de pijnlijke plek of op het bijbehorende dermatoom geplaatst. Draden verbinden de plakkers met het apparaatje dat gevoed wordt door een 9V accu. Het apparaat kan op verschillende frequenties worden ingesteld. De hoge frequentie veroorzaakt een tintelend/zoemend gevoel, terwijl de pijngewaarwording afneemt. De werking wordt verklaard door de pijnpoorttheorie: de elektrische stimulatie van de dikke A-bèta vezels sluit de poort voor de nociceptieve signalen die via de A-delta en C-vezels aankomen. Wrijven op een pijnlijke plaats zou om dezelfde reden voor een afname van de pijn zorgen. De werking van de laagfrequente toepassing, die vaak ook spiertrekkingen veroorzaakt, is ingewikkelder, zowel dikke als dunne vezels worden gestimuleerd en descenderende inhiberende banen spelen een rol.

Moderne apparaten hebben meerdere voorgeprogrammeerde programmamogelijkheden met afwisselende patronen met hoge en lage stimulatie. De patiënt kan zo zoeken naar het patroon dat het meeste effect heeft. Na een stimulatieperiode (van bijvoorbeeld een uur) kan het effect vele uren aanhouden; zo nodig wordt er continu gestimuleerd. De beste resultaten worden verkregen als de patiënt instructies omtrent het gebruik van een TENS-apparaat krijgt van een gespecialiseerde verpleegkundige of fysiotherapeut. De apparaatjes worden door de zorgverzekeraar in bruikleen gegeven, maar zijn ook vrij verkrijgbaar.

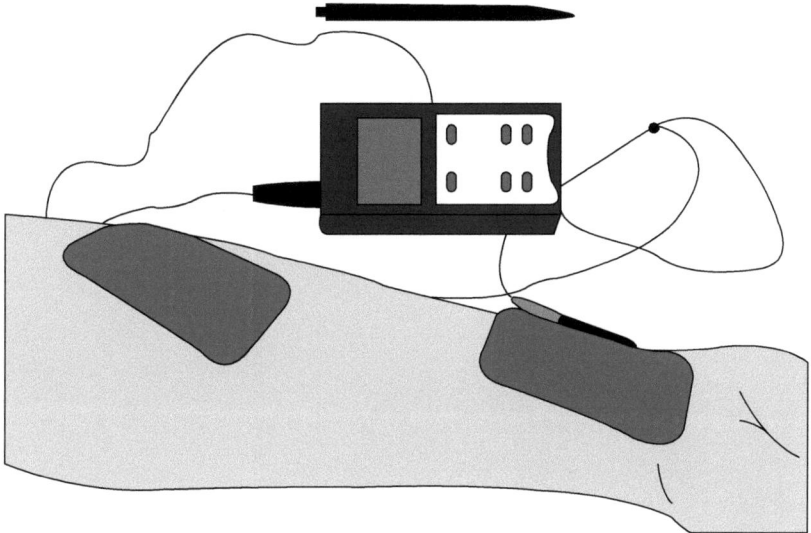

Afbeelding 13.1 *Voorbeeld van TENS-behandeling.*

13.3 SCS

Spinal cord stimulation (SCS) is elektrische stimulatie van de achterstrengen van het ruggenmerg door middel van een draadelektrode die in het wervelkanaal is ingebracht. Dit is een manier om sommige soorten ernstige pijn te beïnvloeden die op geen enkele andere wijze te behandelen zijn. Pijnsyndromen waarbij SCS een gunstige uitwerking kan hebben zijn:
- pijn in het been na herhaalde rugoperaties ('failed back surgery syndrome');

- angina pectoris ten gevolge van ischemie bij patiënten die niet verder operatief kunnen worden geholpen en maximaal medicamenteus behandeld worden;
- perifeer zenuwletsel en complex regionaal pijnsyndroom type 1 (voorheen 'sympathische reflexdystrofie').

Een proefbehandeling met een elektrodedraad naar een uitwendige stimulator kan duidelijk maken of de pijn te beïnvloeden is met elektrische stimulatie. Als de respons voldoende gunstig is, wordt de generator in een tweede operatie onder de huid geïmplanteerd. De generator kan met een draadloze radiografische afstandsbediening aan- en uitgezet worden; afstelling van de stimulatieparameters (intensiteit, frequentie en pulsbreedte) kan in de kliniek op dezelfde wijze plaatsvinden.

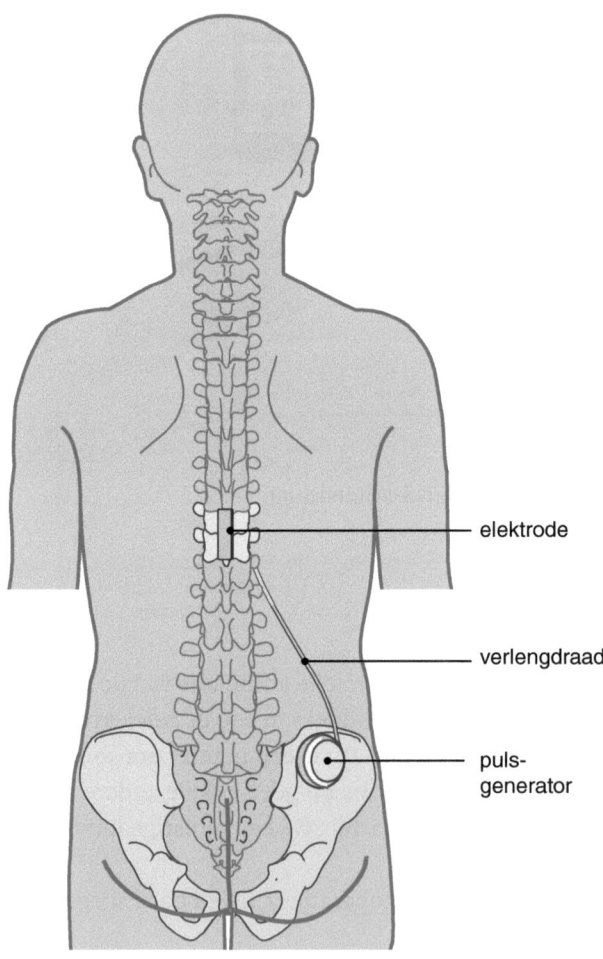

Afbeelding 13.2 Het principe van SCS-behandeling.

Vanwege de interventie in het wervelkanaal zijn er wel contra-indicaties: ontstekingen, stollingsstoornissen, psychiatrische stoornissen, sommige pacemakers en de eventuele noodzaak van een MRI-onderzoek in de toekomst. Het magnetische veld van een MRI kan door transformatorwerking stroom opwekken in de geïmplanteerde elektrode met inwendige verbranding tot gevolg; ook kan de generator beschadigd raken.

13.4 Richtlijn

In Nederland zijn er afspraken gemaakt dat implantaties alleen plaatsvinden in gespecialiseerde klinieken die aan de eisen van een kwaliteitssysteem voldoen.

Onlangs is er een richtlijn voor neuromodulatie geschreven door de landelijke werkgroep Neuromodulatie. Hierin wordt naast de medische zaken kort aandacht geschonken aan de psychologische kant van een implantatie. Het moet niet onderschat worden wat een dergelijke ingreep voor de patiënt betekent. De psycholoog speelt een belangrijke rol bij de indicatiestelling van de procedure en de nazorg van het traject.

In de diagnostische fase, nog voor de proefbehandeling plaatsvindt, worden psychologische vragenlijsten afgenomen. Naast een pijnvragenlijst (MPQ-dlv) worden een kwaliteit-van-leven vragenlijst (SF36) afgenomen en een vragenlijst die angst en depressie (HADS) in kaart brengt. Volgens deze nieuwe richtlijn zou bij verhoogde scores in de diagnostische fase op de hiervoor genoemde vragenlijsten een aanvullend psychologisch onderzoek noodzakelijk zijn.

Deze vragenlijsten worden tevens gebruikt om de patiënt in het verdere traject te volgen en de behandeling te evalueren.

Andere vormen van neuromodulatie in het kader van pijn zijn: DBS (deep brain stimulation) en MCS (motor cortexstimulatie); deze verkeren nog in een experimenteel stadium.

Revalidatie 14

| 14.1 | Inleiding | 108 |
| 14.2 | Multidiscipinaire behandelprogramma's | 109 |

14.1 Inleiding

Als ernstige chronische pijn aan het houdings- en bewegingsapparaat niet curatief kan worden behandeld, en dat betreft 90% van alle patiënten met chronische pijn, kan een intensief revalidatieprogramma tot beter functioneren leiden. Ten gevolge van pijn ontstaat er vaak een afname van activiteiten en dat heeft verslechtering van de conditie tot gevolg, vaak ongewilde gewichtstoename en somberheid. Werkverzuim en staken van aangename activiteiten zoals sport en huiselijke bezigheden zijn nog een gevolg. Cruciaal is dat de pijnklachten naar het oordeel van de patiënt goed zijn onderzocht. Alleen in dat geval kan hij accepteren dat er geen behandelbaar substraat is in de zin van een operatie of andere medische interventie. Het moet niet worden onderschat hoe moeilijk het te accepteren is voor patiënten dat een ernstige en storende pijn niet kan worden weggenomen. Soms krijgt de behandelaar het verwijt: 'Denkt u dat het tussen mijn oren zit?' De eenvoudige gedachte is dan: als het niet lichamelijk is, dan is het dus psychisch. 'Hoe kan een ernstige pijn psychisch zijn?', vraagt men zich af, en 'deze behandelaar gelooft mij niet'. Het noodzakelijke vertrouwen voor een behandeling ontbreekt. De dan volgende zoektocht naar een behandeling kan de patiënt in aanraking brengen met (alternatieve) behandelaars in binnen- en buitenland, die aan hun eigen inkomsten een groter belang toekennen dan aan de belangen van de patiënt. Ze houden de patiënt vaak aan het lijntje, zodat hij bevestigd wordt in zijn ziekterol, en er vaak financieel bij inschiet. Vergeefse aanhoudende somatische behandelingen onderhouden de chroniciteit, waardoor iatrogene schade ontstaat.

Revalidatiegeneeskundige behandelingen kunnen dit patroon voorkomen of doorbreken. Voorwaarde is dat de patiënt ervan overtuigd is dat er geen verder onderzoek naar de oorzaak van de pijnklachten noodzakelijk is. Ook moet hij gemotiveerd zijn om zelf te werken aan verbeterd functioneren, dus niet te veel gericht zijn op pijnvermindering.

De Werkgroep Pijnrevalidatie Nederland (WPN) heeft een classificatie gemaakt die kan helpen om de ernst van de chronische pijn en de soort behandeling aan te geven.

Classificatie van de Werkgroep Pijnrevalidatie Nederland
- WPN 1: somatische problematiek, geen andere onderhoudende factoren
- WPN 2: er zijn niet-complexe psychosociale onderhoudende factoren
- WPN 3: er zijn complexe psychosociale onderhoudende factoren
- WPN 4: de onderhoudende psychosociale factoren bepalen het beeld

Patiënten die in WPN-groepen een en twee vallen, kunnen monodisciplinair worden behandeld, bijvoorbeeld met oefentherapie; voor de groepen drie en vier moet de behandeling multidisciplinair zijn.

14.2 Multidiscipinaire behandelprogramma's

Multidisciplinaire behandelprogramma's, waarbij er aandacht is voor biologische, psychologische en sociale factoren, worden op de behoefte van de individuele patiënt afgestemd. Een dergelijke aanpak heeft een meerwaarde boven monodisciplinaire behandelvormen. Naast de revalidatiegeneeskunde kunnen deelnemende disciplines zijn: fysiotherapie, ergotherapie, psychologie en maatschappelijk werk. Het doel van de meeste behandelprogramma's is de patiënten te 'leren' ondanks de aanwezigheid van pijn zo goed mogelijk te functioneren. De meeste van deze behandelprogramma's zijn gebaseerd op een gedragsgeoriënteerde visie. Het verbeteren van het activiteitenniveau en van mentale en sociale vaardigheden is de focus van de behandeling, zodat de patiënt voldoende vaardigheden leert om met de gevolgen van de pijn om te gaan. In deze visie neemt de fysiotherapeut een centrale plaats in.

14.2.1 FYSIOTHERAPIE

Van alle patiënten die zich aanmelden bij de fysiotherapeut heeft 94% pijnklachten (NIVEL, 1995). Meestal zijn deze pijnklachten van voorbijgaande aard, slechts in een aantal gevallen houdt de pijn langer aan en wordt chronisch (rond de 18%). Het merendeel van deze patiënten zoekt behandeling voor pijn; de fysiotherapeut is na de huisarts de meest geconsulteerde behandelaar.

De belangrijkste doelstelling van de fysiotherapeutische behandeling binnen een gedragsgeoriënteerde visie is het verbeteren van het dagelijks fysiek functioneren. De patiënt krijgt een andere manier van omgaan met de pijn en activiteiten aangeleerd. Bij de uitvoering daarvan wordt gebruikgemaakt van de principes van de operante theorieën (pijngedrag wordt niet bekrachtigd en nieuw gedrag wordt juist sterk bekrachtigd).

Fysiotherapeutische behandeling van pijn is te onderscheiden naar actieve en passieve behandelwijzen.

Actieve behandelwijzen:
- oefenen met het oog op spierversterking en verbeterde coördinatie;
- oefenen met het oog op verbeterde ontspanning;
- rekoefeningen (bij myofasciaal pijnsyndroom);
- de algemene conditie (cardiopulmonaal) verbeteren.

Passieve behandelwijzen:
- massage;
- warmte- of koudeapplicatie;
- stroom.

In de acute fase van een pijnlijke aandoening verlichten passieve behandelingen vaak het symptoom, in het geval van chronische pijn zijn juist actieve behandelingen belangrijk. De fysiotherapeut heeft hierbij een coachende rol. Vooral in de beginfase van de behandeling is het van belang om de cognities van de patiënt op te sporen en eventueel te (leren) veranderen. Samenvattend zal de patiënt de inzichten, behandelrationale, van de behandelaars moeten (leren) begrijpen en delen en gemotiveerd moeten zijn om zich voor zijn eigen behandeling in te zetten.

Afhankelijk van de individuele behoeften van de patiënt kunnen de ergotherapeut, psychomotorisch therapeut en maatschappelijk werker een bijdrage leveren aan de behandeling.

15 Complementaire behandelwijzen (en 'alternatieve geneeswijzen')

15.1	Inleiding	111
15.2	Manuele therapie	111
15.3	Dieet	112
15.4	Acupunctuur	112
15.5	Kruiden	113

15.1 Inleiding

In dit hoofdstuk worden enkele van de zeer vele verschillende behandelwijzen besproken zonder er een kwaliteitsoordeel over te vellen. Van de volgende therapieën is (enig) nuttig effect aangetoond.

15.2 Manuele therapie

Er zijn meerdere scholen manuele therapie en chiropractie, waarbij door manipulaties aan de wervelkolom getracht wordt plaatselijke pijn tegen te gaan. Voor lage rugpijn lijken deze behandelwijzen wel effectief te zijn. De cognitie 'scheve wervel rechtzetten' is niet te vertalen naar regulier geneeskundige termen.

> **Zinvolle behandelingen voor aspecifieke lage rugpijn**
>
> *Acute fase*
> - actief blijven (geen bedrust!)
> - actief oefenen
> - manipulatie

- NSAID's
- anxiolytica

Vaak is het effect kort; een multimodale activerende aanpak heeft de voorkeur boven enkelvoudige behandeling.

Chronische fase
- actief blijven
- oefentherapie
- rugscholing
- TENS
- gedragstherapie
- multidisciplinaire behandeling

Voor de hiervoor genoemde behandelwijzen is er enig wetenschappelijk bewijs dat toepassing zinvol kan zijn. In het geval van chronische aspecifieke rugpijn dienen alle bijdragende factoren te zijn benoemd, zodat passende aanpak mogelijk is. Van alle andere behandelwijzen is er óf onvoldoende wetenschappelijk bewijs, óf toont onderzoek het effect niet aan.

Bron: CBO-rapport Aspecifieke lage rugklachten, 2003

15.3 Dieet

Met de adipositasepidemie en het gegeven dat veel mensen met chronische pijn ook aan (ernstig) overgewicht lijden is het zinvol de hulp van een diëtist(e) in te roepen om na te gaan op welke wijze de patiënt verantwoord kan afvallen. Ouderen met osteoporose hebben baat bij advies over hun voeding.

15.4 Acupunctuur

Acupunctuur is een 5000 jaar oude Chinese geneeswijze. De behandeling lijkt nog steeds een plaats te hebben in de symptomatische behandeling van een aantal aandoeningen: van postoperatieve en postchemotherapie misselijkheid en braken alsmede bij pijn na tandheelkundige ingrepen is effectiviteit aangetoond. Voor een reeks pijnlijke aandoeningen is effectiviteit mogelijk: hoofdpijn, menstruatiekramp, fibromyalgie, artrose en lage rugpijn. Wetenschappelijk onderzoek naar de effectiviteit van acupunctuur is moeilijk, omdat onduidelijk is hoe het verstrekken van een placebo kan worden vormgegeven. De gemene delers bij effectiviteit lijken chroniciteit en aspecificiteit van de aandoeningen te zijn. De werking lijkt op meervoudige mechanismen te berusten: invloed op de pijnpoortneuronen in het ruggenmerg, stimulatie van het endorfinesysteem (vrijmaken van lichaamseigen pijnstillende stoffen) en serotonine gemedieerd. Behandeling bestaat uit een aantal opeenvolgende sessies.

15.5 Kruiden

- Sint-janskruid heeft een antidepressief effect, het kan de stofwisseling van andere medicamenten beïnvloeden.
- Ginseng wordt voor zoveel aandoeningen aanbevolen dat er geen uitspraak gedaan kan worden over het nut ervan bij chronische pijn.
- Marihuana bevat δ-9-tetrahydrocannabinol dat op CB1-receptoren werkt, waardoor allodynie en hyperalgesie kunnen afnemen. Inhaleren van de marihuanarook is zeer schadelijk en de opname via het maag-darmkanaal is onvoorspelbaar ('spacecake'). Daarom wordt inhalatie via een speciale verstuiver als de meest veilige en betrouwbare methode van inname aanbevolen.

Voor complementaire behandelwijzen geldt dat zij de reguliere behandeling dienen aan te vullen en deze niet mogen verhinderen. Verder geldt zoals voor alle behandelingen dat de behandeling bij onvoldoende resultaat gestaakt dient te worden. Soms wordt een voortdurende behandeling als een bewijs voor ziekte gezien, maar dat verwijt treft ook reguliere behandelwijzen.

Pijn na trauma en operaties 16

16.1	Inleiding	114
16.2	Stappenplan	114
16.3	PCA	116

16.1 Inleiding

Pijn na trauma en operaties ontstaat doordat er lichaamsweefsels beschadigd worden, het is nociceptieve pijn (noxe = schade). Deze pijn heeft een biologische overlevingswaarde: het dwingt de patiënt zich te ontzien. Op een gebroken been is het beter niet te staan, pas als het geheeld is, mag dat weer. De pijn bij belasting dwingt de patiënt rust te nemen. Opvallend is dat er soms vlak na ernstig trauma geen pijn wordt gevoeld, ook dit heeft biologische overlevingswaarde: in noodsituaties, waarbij het overleven zelf op het spel staat, heeft pijn geen zin. Het is fascinerend te zien dat het lichaam reacties geeft die passen bij de omgeving waarin het zich bevindt.

Na het trauma (daaronder vallen ook operaties) treedt er eerst een scherpe pijn op, die de plaats en de ernst van de schade aangeeft. Pas later treedt er een doffe pijn op die onderdeel is van het herstelproces. In hoofdstuk 3 (Anatomie en fysiologie) is uitgelegd wat de functie en achtergrond zijn van deze twee pijnkwaliteiten.

16.2 Stappenplan

Omdat pijn door ieder individu anders wordt ervaren, is een individuele behandeling noodzaak. De behandeling van nociceptieve pijn verloopt volgens het stappenplan dat ook elders bij de behandeling van pijn gebruikt wordt (WHO-ladder; zie kader).

WHO-ladder	
stap 1	paracetamol 1 gram 4 maal daags, óf
	ibuprofen 400-800 mg 3 maal daags
stap 2	tramadol 25-50 mg 3 maal daags, *erbij*, óf
stap 3	morfine 5-30 mg 3 maal daags
stap 4	epidurale of plexusanalgesie door middel van een katheter

De WHO-stappen in het kader zijn een voorbeeld om de logica van de opbouw van het schema toe te lichten. In de praktijk wordt er al een inschatting gemaakt met welke stap er begonnen wordt.

Voorbeelden
- verstandskies getrokken: ibuprofen en als het onvoldoende effectief is tramadol erbij
- wondje in de vinger gehecht: paracetamol zo nodig
- liesbreukoperatie: paracetamol iedere zes uur, morfine eerst intraveneus 3 mg per tien minuten, daarna 10 mg subcutaan zo nodig
- ribfracturen na ongeluk: epidurale katheter, pomp met lokaal anestheticum en opioïd

Uit de voorbeelden in het kader blijkt dat voor de ene pijn vermoedelijk meer analgesie nodig is dan voor de andere, en dat de duur van de behandeling zal verschillen. Uit onderzoek naar de patiënttevredenheid blijkt dat de effectiviteit van de analgetische behandeling vaak heel matig is. Zo heeft maar één op de drie patiënten de helft minder pijn nadat zij voor ernstige acute pijn 10 mg morfine intramusculair toegediend kregen. Dat betekent dat twee op de drie patiënten nog steeds ernstige pijn hielden. Daarbij komt de (onterechte!) regel dat patiënten maximaal een bepaald aantal keren morfine mogen krijgen, zodat ze moeten wachten op de volgende (te kleine) dosis. Zulke patiënten worden dus onderbehandeld, zij hebben langdurig ernstige pijn. Het genezingsproces wordt nadelig beïnvloed als het stresssysteem te veel wordt geactiveerd door pijn. Er is verhoogde kans op trombose, infectie en, indien het hart reeds minder goed functioneert, overbelasting daarvan.

16.3 PCA

De oplossing voor onderbehandeling is de patiënt volgens farmacologische regels zijn eigen pijnstilling te laten regelen. De hiervoor in gebruik zijnde term is 'PCA', dat 'patient controlled analgesia' betekent. Indien goed uitgevoerd, leidt toepassing hiervan tot het hoogst mogelijke aantal tevreden patiënten. PCA bestaat uit twee stappen: de titratie en het onderhoud.

De titratiefase vindt plaats onder directe controle van bijvoorbeeld de verkoever van de operatiekamers, waar competent personeel intraveneus morfine toedient (1-5 mg per vijf tot tien minuten) totdat de patiënt een aanvaardbaar pijnniveau aangeeft. Dit wordt met een VAS- of NRS-pijnmeting bijgehouden, zodat ook duidelijk wordt waar de grenzen liggen voor die patiënt. Vervolgens kan de patiënt naar de verpleegafdeling, waar hij zelf via een elektronische (of mechanische) pomp zowel een vaste hoeveelheid per uur krijgt als extra ('bolus') kan vragen door op een knop te drukken. Na afgifte van de extra hoeveelheid morfine (bijvoorbeeld 1 mg) gaat de pomp gedurende een vooraf in te stellen tijd op slot, zodat verder drukken op de knop geen effect heeft. Hiermee wordt voorkomen dat een patiënt zichzelf overdoseert. De patiënt drukt dus als hij het nodig vindt, krijgt waaraan hij werkelijk behoefte heeft, en heeft zo voldoende pijnstilling. Hij heeft daarmee minder last van ongewenste bijwerkingen, daar deze vooral optreden bij verhoudingsgewijze overdoseringen. De PCA-techniek komt tegemoet aan de verschillende individuele analgetische behoeften van patiënten.

Het principe berust dus op:
- snelle titratie naar effect onder toepasselijke bewaking;
- voortzetting op vaste tijden of continu met de mogelijkheid extra te geven.

Als een PCA-pomp intraveneus loopt, moet er een klepsysteem in de slang zitten dat ervoor zorgt dat de morfine alleen in de patiënt terechtkomt, en niet in bijvoorbeeld een zij-infuuszak.

De principes van de intraveneuze PCA kunnen ook met succes worden toegepast bij eenvoudige pijnstilling met tabletten (zie het voorbeeld in het kader).

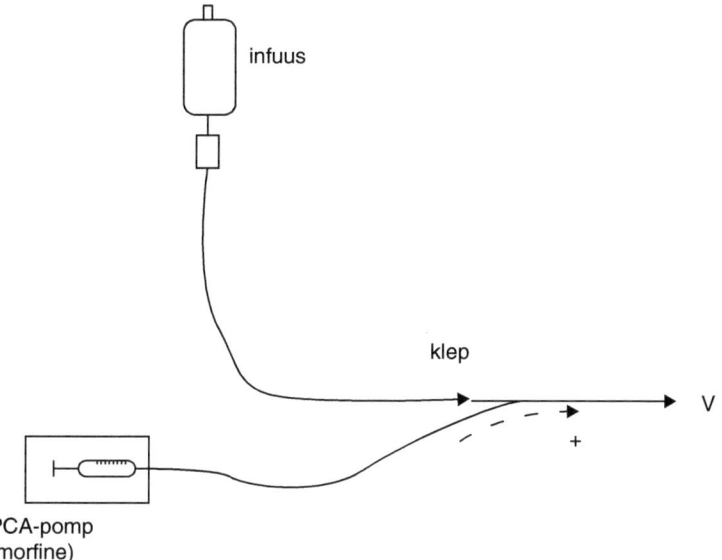

Afbeelding 16.1 De eenrichtingsklep in het systeem voorkomt dat morfine kan teruglopen in het infuus (en later onverhoeds tot overdosering leidt).

> **Voorbeeld**
> Na een flinke verstuiking of pijnlijke verwonding wordt het volgende voorgeschreven:
> - paracetamol 1 gram, wacht 45 minuten;
> - indien onvoldoende pijnstilling neem tramadol 25-50 mg, wacht 30 minuten;
> - indien onvoldoende pijnstilling, dan net zo lang herhalen tot er wel voldoende pijnstilling is;
> - de totale hoeveelheid die nodig was om voldoende pijnstilling te verkrijgen kan na vier tot acht uur herhaald worden, afhankelijk van de behoefte.
>
> Pijnstilling is bij normaal herstel na twee tot drie dagen niet meer nodig.

Uit het voorgaande moge duidelijk zijn geworden dat effectieve pijnstilling na trauma en bij ingrepen goed mogelijk is indien de juiste middelen eerst getitreerd en daarna in passende dosering door de patiënt gebruikt kunnen worden. Het is aan de professionals in de zorg erop toe te zien dat dit ook gebeurt. Patiënttevredenheidsmetingen zijn een hulpmiddel om de kwaliteit van deze zorg te meten en te verbeteren.

17 Pijn bij ziekten

Pijn is een symptoom van vele ziekten en aandoeningen. Vaak is pijn nuttig, omdat de patiënt zich ontziet en medische hulp zoekt.

Tabel 17.1 Ziekten en aandoeningen waarbij pijn voorkomt.	
ontstekingen	lokaal, pulpitis (tanden), sinusitis, meningitis, pancreatitis, peritonitis, reumatoïde artritis, jicht
verstoorde circulatie	veneuze stuwing, oedeem
ischemie	angina pectoris, claudicatie, infarct
neuropathie	vitaminegebrek, intoxicatie, chemotherapie
obstructie van een holle structuur, koliek	darm, slokdarm, galwegen, ureter

Lange tijd heeft de gedachte bestaan dat pijnstilling in de acute fase van een ziekte uit den boze is, omdat de arts dan niet meer in staat zou zijn een goede diagnose te stellen. Het is gebleken dat artsen bij zowel patiënten met als zonder pijnstilling even goede diagnoses stellen, zodat er geen reden meer is om patiënten die ernstige pijn lijden zo snel en efficiënt mogelijke analgesie te onthouden. Uiteraard komt dat nooit in de plaats van de causale behandeling van de aandoening die de pijn veroorzaakt.
Opmerkelijk is dat er geen verband bestaat tussen de ernst van de pijn en de ernst, in de zin van levensbedreigend zijn, van de ziekte. Zo kan tandpulpitis of een aanval van horton-neuralgie (een soort aangezichtspijn) extreme pijn veroorzaken, maar is dit in het geheel niet levensbedreigend. Kanker kan al zo door het lichaam verspreid zijn dat de patiënt ten dode opgeschreven is, terwijl er juist in het geheel geen pijn is.
De behandeling van acute pijn bij ziekten is gericht op het oorzakelijk mechanisme en verloopt via de route die het snelst resultaat geeft. Bij de behandeling van pijn bij chronische ziekten dient er een afweging te worden gemaakt tussen het nuttig effect en de mogelijk nadelige

effecten op langere termijn. Een goed voorbeeld daarvan is rugpijn op basis van artrose bij ouderen. Voor hen brengen NSAID's grotere risico's met zich mee, terwijl ze wel effectief zijn. Chronisch gebruik wordt in dat geval afgeraden.

18 Neuropathische pijn

18.1 Inleiding 121

18.2 Ontstaan en oorzaken van neuropathische pijn 121

18.3 Hoe is neuropathische pijn te herkennen? 123

18.4 CRPS-I 125

18.1 Inleiding

Er wordt gesproken van neuropathische pijn als de oorzaak op een beschadiging of disfunctie van het zenuwstelsel berust. De aard van neuropathische pijn is anders dan die van nociceptieve pijn en ook de respons op medicatie is anders. Nociceptieve pijn is bijna altijd van voorbijgaande aard, neuropathische pijn is blijvend, waardoor de laatste moeilijker te verdragen is. Het is belangrijk dat neuropathische pijn wordt gediagnosticeerd, zodat de juiste verklaring en medicatie kunnen worden gegeven.

18.2 Ontstaan en oorzaken van neuropathische pijn

Het ontstaan van neuropathische pijn is nog steeds een raadsel. Lang niet iedere patiënt met zenuwletsel ontwikkelt neuropathische pijn. Sommigen ontwikkelen ondraaglijke, op geen enkele behandeling reagerende pijn, die hun leven volledig ontwricht. In tegenstelling tot nociceptieve pijn, waarbij de anatomische en fysiologische mechanismen duidelijk zijn, is neuropathische pijn heel moeilijk in zulke termen uit te leggen.

Er zijn verschillende verklaringen voor het ontstaan van neuropathische pijn, die bij dezelfde patiënt tegelijk aanwezig kunnen zijn:

- Gevoeliger receptoren onder invloed van stoffen die bij trauma vrijkomen (substance-P, prostaglandines en cyclo-oxygenase 2).
- Gevoeliger worden van de neuronen in het dorsale ganglion. De pijndrempel is verlaagd, waardoor lage, ongevaarlijke prikkels het pijnsysteem toch in werking stellen.
- Neuronen kunnen zelfs spontaan gaan vuren. Hiermee worden plotselinge pijnscheuten verklaard. De eigenschappen van de neuronen veranderen onder invloed van genetische factoren en stoffen die elders in het lichaam gemaakt worden (cytokines, interleukine en tumornecrosefactor (TNF)).
- Beschadigde zenuwvezels kunnen 'kortsluiting' met elkaar maken, waardoor prikkels van het ene vezelsysteem in het andere terechtkomen. Dit kan verklaren dat een aanraking stekend of brandend aanvoelt.
- Er kunnen veranderingen plaatsvinden in de achterhoornneuronen onder invloed van aanhoudende pijnprikkels. Receptoren op de celmembraan van de neuronen maken de cel gevoeliger, waardoor prikkels gemakkelijker naar hogere centra gestuurd worden. De NMDA- (N-methyl d-aspartaat)receptor lijkt hierbij een belangrijke rol te spelen. De teweeggebrachte veranderingen kunnen permanent worden.
- Veranderingen in de achterhoornneuronen: als C-vezels verloren gaan, kunnen A-bèta-vezels hun plaats innemen, waardoor aanraking pijnlijk wordt.
- Verlies van remming van hogere centra of afname van remmende neurotransmitters (γ-aminoboterzuur, GABA).

Ongeveer een derde van de patiënten die een pijnpolikliniek bezoeken hebben (ook) neuropathische pijn. Ze zijn vaak verwezen vanwege de moeilijke behandelbaarheid ervan. De schatting is dat de prevalentie van neuropathische pijn 1% in de bevolking is. Met de vergrijzing neemt dit percentage naar verwachting toe, daar veel ouderdomskwalen neuropathische pijn tot gevolg kunnen hebben (diabetes mellitus, gordelroos, de behandeling van kanker).

Oorzaken van neuropathische pijnsyndromen zijn:
- postchirurgisch (na mastectomie n. intercostobrachialissyndroom, na liesbreukchirurgie inguinale pijn, na thoracotomie intercostaal syndroom, na hartchirurgie persisterende angina, beschadiging kleine huidzenuwen bij varicesoperaties);
- chemisch (na chemotherapie, bij intoxicaties met bijvoorbeeld alcohol, zware metalen of tuberculostatica zoals INH);

- fysisch (trauma, dwarslaesie ruggenmerg, plexusavulsie, postbestraling plexuspijnsyndromen, drukneuropathieën bij verkeerde ligging, typische aangezichtspijn);
- metabool (schade perifere zenuwen door hyperglykemie bij diabetes mellitus, uremie en hypovitaminosen van vooral B-vitamines), infectie (herpes zoster, hiv, lepra, neuroborreliose van Lyme), bloedingen (cerebrovasculair accident, thalamische pijn);
- auto-immuun of onbekend (multipele sclerose, atypische aangezichtspijn).

18.3 Hoe is neuropathische pijn te herkennen?

Hoe is neuropathische pijn te herkennen? De beschadiging van het zenuwstelsel kan duidelijk zijn: verwonding of operatie (amputatie), een ziekte (diabetes mellitus), of behandeling (chemotherapie). De beschadiging van het zenuwstelsel kan zich ook uiten in een gestoorde functie van de sensibiliteit, het motorische systeem of het autonome zenuwstelsel.

Met behulp van vragenlijsten en eenvoudige tests is met vrij grote zekerheid vast te stellen of pijnklachten als neuropathisch geduid mogen worden.

Vragen om vast te stellen of de pijnklachten neuropathisch zijn:	
Is er een vreemd onaangenaam gevoel in de huid?	[5]
Ziet de huid in het pijnlijke gebied er anders uit?	[5]
Is de huid overgevoelig voor aanraking?	[3]
Komt de pijn soms geheel onverwacht als een schok of flits?	[2]
Voelt de huid aan alsof hij warmer of kouder dan normaal is?	[1]
Lichamelijk onderzoek:	
allodynie aanwezig	[5]
hypo-/hyperesthesie	[3]

Als er meer dan 12 punten (van de 24) gescoord worden, is de pijn zeer waarschijnlijk neuropathisch.

Bron: naar LANSS Pain Scale

Er is sprake van allodynie als een normale, niet-pijnlijke prikkel (strijken met een watje), als wel pijnlijk wordt ervaren.
Indien een prikkel op een huidgebied niet gevoeld wordt, terwijl hij op een andere plaats wel gevoeld wordt, spreekt men van hypesthesie.
Indien een prikkel op een huidgebied als pijnlijker wordt ervaren dan op een andere plaats, spreekt men van hyperesthesie.

Het instrumentarium voor het meten van neuropathische pijn bestaat uit:
– watje, gaasje, kwastje;
– speld met bolle kop;
– von frey-monofilament;
– staafje met metaal en kunststof uiteinde;
– stemvork.

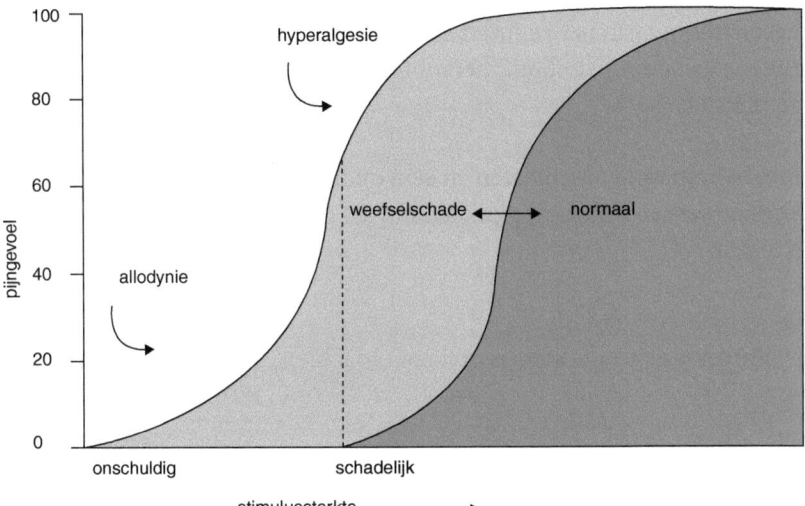

Afbeelding 18.1 *Grafische weergave van het normale verloop van de gewaarwording van een prikkel met toenemende sterkte, met typisch sigmoïdaal verlopende oorzaak-gevolg relatie. Op een gegeven moment is de gewaarwording maximaal, onafhankelijk van de prikkelsterkte. Als er sprake is van sensitisatie verschuift de grafiek naar links, waarbij eerder niet-pijnlijke prikkels nu als pijnlijk worden ervaren (allodynie) en pijnlijke prikkels als pijnlijker ervaren worden (hyperalgesie).*

Opvallend bij patiënten met neuropathische pijn is dat ze het pijngevoel vaak gevoelsmatig gekleurd beschrijven: 'afschuwelijke', 'walgelijke' of 'ondraaglijke' pijn. Verder valt op dat ze vertellen dat gewone pijnstillers niet werken. Er is duidelijk iets bijzonders aan de hand; iets wat de patiënt ook psychisch raakt, al zullen velen dat ontkennen. De voortdurende pijngewaarwording wordt in de hersenen geïnterpreteerd als een dreigend gevaar. Het stresssysteem wordt via het sympathische zenuwstelsel in een parate toestand gehouden – een toestand die op termijn tot vermoeidheid en uitputting leidt.

Het is belangrijk om te weten hoe een patiënt over zijn pijn denkt. Als de aard van de pijn neuropathisch is en de patiënt denkt in nociceptieve termen, en dat komt veel voor, dan dreigen er ernstige misverstanden rond de behandelpogingen. 'Als het zoveel pijn doet, dan moet er iets mis zijn en het is jullie werk om dat te vinden.' Een duidelijke pijndiagnose is dus noodzakelijk om de patiënt uit te leggen wat er aan de hand is en wat dat voor gevolgen heeft voor de behandeling. De behandeling zal de pijn namelijk op zijn best draaglijk maken, maar niet doen verdwijnen. Als dat laatste de wens van de patiënt is, zal hij moeten accepteren dat neuropathische pijn een uiting is van een chronische aandoening waarvoor geen genezing mogelijk is, wel verlichting.

18.4 CRPS-I

CRPS-I (complex regionaal pijnsyndroom type I, voorheen sympathische reflexdystrofie of südeck-dystrofie) is een pijnsyndroom dat soms na trauma of operatie optreedt aan de handen of voeten (vaak na polsfractuur). Kenmerken zijn: (extreem) brandende pijn in de hele hand of voet (dus niet in het verloop van één zenuw), rode of juist bleekblauwe huidskleur, koud, zwetend en te pijnlijk om te kunnen gebruiken. Meestal is volkomen onduidelijk waarom het ontstaan is.

De incidentie ligt op ongeveer 26 per 100.000 personen, van wie de meeste tussen de 61 en 70 jaar oud zijn. Rond de 20% ontwikkelt een chronisch beeld.

De criteria op grond waarvan de diagnose gesteld wordt, verschillen van land tot land en zijn verschillend voor klinische doeleinden. In de Nederlandse richtlijn worden de internationale richtlijn van de IASP (International Association for the Study of Pain) en die van Veldman aanbevolen.

IASP-criteria CRPS-I:
- ontstaat na een uitlokkende gebeurtenis;
- er is spontane pijn en/of allodynie in een gebied groter dan van één zenuw en ernstiger dan bij de uitlokkende gebeurtenis verwacht zou mogen worden;

- er is, of is geweest: oedeem, abnormale huiddoorbloeding, of abnormale sudomotore activiteit in het gebied van de pijn;
- er zijn geen andere verklaringen voor de toestand.

De criteria van Veldman betrekken ook eventuele verergering bij inspanning en bewegingsbeperking erbij.
Er zijn geen aanvullende onderzoeken (foto's, scans, bloedonderzoek, vragenlijsten) die het stellen van de diagnose gemakkelijker maken. CRPS-I komt vaker bij vrouwen voor dan bij mannen, de reden is onbekend.
De kans dat CRPS-I opnieuw optreedt na een nieuw ongeval of operatie is ongeveer 9%, dus niet hoog, maar wel veel hoger dan in de algemene bevolking. Ingegeven door de klinische blik, werd er nogal eens gespeculeerd dat CRPS-I veroorzaakt zou worden door psychische factoren, of op zijn minst erdoor in stand zou worden gehouden. Onlangs is aangetoond dat CRPS-I niet wordt veroorzaakt door psychische factoren, dat er geen specifiek psychologisch profiel bestaat. Wel komt duidelijk naar voren dat het voor de gevolgschade die veel patiënten ervaren wenselijk kan zijn een psychologische behandeling te starten.
Over de beste behandeling bestaat veel onduidelijkheid. Het lijkt zinnig de pijn in het begin zo goed mogelijk te behandelen met analgetica, maar bewijzen ontbreken. Dimethylsulfoxide (DMSO) is een oplosmiddel. Toepassing hiervan op de betrokken huid gedurende meerdere maanden kan de klachten verminderen.
Vele behandelingen gericht op symptoombestrijding zijn al geprobeerd en meestal is de werkzaamheid nauwelijks of niet voldoende aangetoond. Radeloze patiënten zoeken soms hun heil bij eenieder die hen verbetering in het vooruitzicht stelt. Helaas zijn zelfs geavanceerde technieken, zoals de implantatie van een ruggenmergsstimulator, niet in staat patiënten beter te laten functioneren, hoewel ze wel minder pijn ervaren.
Afgaande op het bestaande wetenschappelijk bewijs kunnen we stellen dat het erop neerkomt dat de symptomen zo goed mogelijk behandeld moeten worden, en dat het verder afwachten is hoe de toestand zich ontwikkelt. Er is grote behoefte aan een wetenschappelijke doorbraak op het gebied van inzicht in de oorzaak en de behandeling van CRPS-I.

De behandeling van neuropathische pijn bestaat uit methoden die de zenuwprikkelgeleiding dempen of die er andere prikkels voor in de plaats stellen (neurostimulatie). Er is dus geen sprake van genezing.

De behandeling met medicamenten (antidepressiva, anti-epileptica, sommige opioïden, NMDA-receptorantagonisten en plaatselijke middelen) wordt beschreven in hoofdstuk 10: Farmacologie. Preventie met drie maanden vitamine C na trauma en operatie is mogelijk effectief.

Neurostimulatietechnieken worden beschreven in hoofdstuk 13: Neuromodulatie. Deze worden uitgevoerd bij patiënten die niet reageren op de bestaande behandeling.

Pijn bij kanker 19

19.1	Inleiding	128
19.2	Pijnanamnese	128
19.3	Behandeling	129

19.1 Inleiding

Kanker en de behandeling ervan zijn niet altijd pijnlijk, maar er komt zeer ernstige en moeilijk te behandelen pijn bij kanker voor. Het is belangrijk dat de oorzaak van de pijn duidelijk is, zodat er een passende behandeling kan worden gegeven. Bij de behandeling stuiten we regelmatig op misverstanden en bijgeloof, waardoor de behandeling niet optimaal is. Begrip hebben voor irrationele motieven en er wat mee doen komt de zorg voor de patiënt zeer ten goede.
Een voorwaarde voor de behandelrelatie is dat de patiënt zich geloofd en gerespecteerd voelt.

19.2 Pijnanamnese

De pijnanamnese wordt bij de eerste kennismaking uitvoerig doorgenomen (zie bijlage 1 achter in dit boek). Hieruit is in de meeste gevallen de pijndiagnose al op te maken. Lichamelijk onderzoek en aanvullende onderzoeken (laboratorium of beeldvorming) bevestigen dan de bestaande indruk. Soms zijn patiënten niet meer in staat om diagnostische procedures te ondergaan; de waarschijnlijkheidsdiagnose moet dan volstaan. Met het voortschrijden van het ziekteproces kan de pijndiagnose veranderen, bij een verandering van de klachten moet de diagnose mogelijk herzien worden. Bij kinderen, ouderen en buitenlanders (anderstaligen) moet er rekening worden gehouden met communicatieproblemen. In andere culturen gaat men vaak anders met ziekte en pijn om dan wij gewend zijn. Wanneer men zich daarvan bewust is, is dat al een deel van de oplossing. Zie ook hoofdstuk 9.

19.3 Behandeling

De behandeling van kanker wordt onderverdeeld in de *curatieve fase* (als de behandeling erop gericht is om de ziekte te doen verdwijnen) en de *palliatieve fase* (als de behandeling erop gericht is de symptomen te beheersen of te onderdrukken). Voor patiënten is het verschil van het allergrootste belang; voor genezing heeft men zeer veel over: verminkende operaties, zware chemokuren en bestralingen. Ook ernstige pijn wordt verdragen voor het doel: genezing van kanker. In de palliatieve fase is er acceptatie dat er geen genezing meer mogelijk is, en dat de levensverwachting door de ziekte kan worden bekort. De ernstige pijn die in deze fase kan optreden wordt niet als zinvol ervaren, kan de aandacht afleiden van de resterende waardevolle zaken in het leven en dient adequaat te worden bestreden. In onze cultuur is het minder gebruikelijk om gevoelens en emoties met anderen te delen, waardoor 'pijn' ook 'verdriet', 'boosheid', 'depressie' of angst kan inhouden. Het is aan de professional om de biopsychosociale inhoud van het verhaal van de patiënt te onderkennen, zodat de juiste behandeling kan worden geboden.

Iedere goede behandeling begint met een correcte diagnose. Ook bij de behandeling van pijn bij kanker is het noodzakelijk om vast te stellen wat er pijn doet en hoe het pijn doet. Vaak is er sprake van twee, drie of nog meer bronnen van pijn. De aard van de oorzaak – nociceptief of neuropathisch of beide – bepaalt de aanpak.
Er wordt apart aandacht geschonken aan de (na)pijn die de behandeling van kanker met zich mee kan brengen.

De behandeling van pijn bij kanker verloopt volgens een simpel schema dat bekendstaat als 'de WHO-ladder'. De Wereldgezondheidsorganisatie (WHO) propageert een stapsgewijze opbouw van gebruik van analgetica, afhankelijk van de ernst van de pijn. Een belangrijke reden om dit schema te introduceren was de legitimatie van het gebruik van morfine bij ernstige pijn.
Bij iedere stap kunnen andere middelen, zoals die tegen neuropathische pijn of andere symptomen, worden toegevoegd.

WHO-ladder

stap 1	paracetamol viermaal daags of een NSAID
stap 2	toevoeging van een zwak opioïd zoals codeïne of tramadol
stap 3	vervanging van het zwakke opioïd door een sterk middel zoals morfine

Belangrijke regels bij de medicamenteuze behandeling van pijn bij kanker zijn:
- Pijnstillers dienen op vaste tijden te worden ingenomen, zodat het effect steeds aanwezig is.
- Basispijnstilling wordt bereikt met middelen met een vertraagde afgifte ('retard' of 'slow release' (SR)).
- Doorbraakpijn (bij bewegen, activiteiten of spontaan) wordt behandeld met een middel dat zo snel mogelijk werkt. De patiënt dient dit zelf te beheren.
- Bijwerkingen dienen proactief te worden behandeld; dus altijd een laxans gebruiken bij opioïden.
- Irrationele cognities dienen bekend en besproken te zijn (angst voor verslaving, vervroegde dood of versuffing). Dit kan veel tijd vergen.
- Er wordt bij de aanvang van de behandeling in stap 2 en 3 *getitreerd*, dat wil zeggen dat de patiënt zijn pijnstillerbehoefte bepaalt. Titreren is mogelijk door een vaste orale dosis opioïd te herhalen als het piekeffect is opgetreden (dus x mg morfine ieder uur totdat de pijn aanvaardbaar is, waarna de dagbehoefte berekend wordt). Alleen zo krijgt de patiënt de hoeveelheid die hij nodig heeft. 'Veel' is een onbruikbaar begrip in de behandeling van pijn bij kanker.
- Als opioïden geleidelijk worden opgebouwd, is er in tegenstelling tot vrijwel alle andere geneesmiddelen, geen maximale dosering.
- De hoeveelheid middel benodigd voor effectieve behandeling van doorbraakpijn is 10-20% van de totale dagdosis.
- De wijze van toediening (oraal, rectaal, subcutaan, intraveneus) is niet bepalend voor het effect. Wel moet er rekening worden gehouden met de opname van de middelen.
- Goede voorlichting omtrent bijwerkingen voorkomt veel problemen (altijd een laxans, sufheid is tijdelijk, misselijkheid duurt hoogstens een paar dagen, ademdepressie komt niet voor als er pijn is en verslaving is nooit een probleem).
- Als het effect van een opioïd minder lijkt te worden, en dosisverhoging niet leidt tot een bevredigend nieuw evenwicht, kan er van opi-

oïd worden gewisseld ('rotation'). Vaak is dan de helft of twee derde van het theoretisch equivalent van het vorige middel voldoende. De verklaring hiervoor wordt gezocht in het verschillend receptorprofiel van de diverse middelen.
- 'Patient controlled analgesia' (PCA) is van wezenlijk belang voor een effectieve pijnbestrijding. Het niet afhankelijk zijn blijkt tot grotere tevredenheid over de behandeling, dus lagere pijnscores, te leiden, terwijl de hoeveelheid gebruikt opioïd juist lager is dan met het traditionele door de verpleegkundige gecontroleerde systeem. Het vergt wel een investering in goede voorlichting aan het begin van het palliatieve traject.
- Neuropathische pijn dient apart te worden behandeld met een van de middelen die daarvoor voorhanden zijn, zoals de laag gedoseerde antidepressiva en anti-epileptica.

Naast pijnstillers zijn er vele nadere methoden die kunnen bijdragen aan vermindering van pijn, zoals fysiotherapie, chemotherapie, radiotherapie, transcutane zenuwstimulatie, psychologie en zogeheten complementaire geneeskundige technieken.

19.3.1 NEUROLYTISCHE ZENUWBLOKKADES

De 10% van de patiënten voor wie de hiervoor vermelde behandelingen onvoldoende effectief zijn, kan worden behandeld met zenuwblokkades, of toediening van pijnstillers in het wervelkanaal (epiduraal of intrathecaal). Neurolytische zenuwblokkades verstoren de werking van een zenuw, zenuwwortel of zenuwbaan in het ruggenmerg. Epidurale of intrathecale toediening van pijnstillers kan gepaard gaan met een ongeveer tien- tot honderdvoudige vermindering van de dosis, waardoor sommige bijwerkingen veel minder hinderlijk zijn. Er wordt een katheter in de desbetreffende ruimte ingebracht, die door de huid naar buiten wordt geleid en kan worden aangesloten op een pomp met pijnstillende medicamenten. Dergelijke behandelingen worden in het ziekenhuis verricht en ingesteld.

> **Voorbeelden van neurolytische blokkades**
> Plexus coeliacus blokkade voor pijn bij kanker van de alvleesklier, maag of lever. Er wordt onder doorlichting 30-50 ml alcohol 96% in de zenuwknoop gespoten die voor de eerste lumbale wervel ligt. Het effect op de pijn in de buik is bijna altijd heel goed. Bijwerkingen zijn orthostatische hypotensie (lage bloeddruk bij overeind komen) en diarree; beide zijn na twee dagen meestal

vanzelf voorbij. Als de patiënt een hoge opioïddosis had, moet ervoor worden gewaakt dat er geen overdoseringseffect optreedt, door het wegvallen van de pijnlijke prikkel. Het effect blijft drie tot zes maanden en kan worden herhaald.
Intercostale zenuwblokkade voor ingroei van een (long)tumor in de thoraxwand. Op meerdere niveaus kan er, na proefverdoving, een injectie met fenol 6% worden gegeven bij de intercostale zenuwen, waar ze onder de rand van de rib lopen. Het effect houdt enige weken aan en kan worden herhaald.
'*Lower end block*' is een blokkade van de onderste sacrale zenuwen (S4 en S5) als er pijnlijke krampen optreden na kankerchirurgie van het rectum. De injectie geschiedt op de plaats waar de onderste lendenwervel en het heiligbeen ruimte laten om een intrathecale injectie te geven met fenol opgelost in glycerine. Dit maakt het extreem hyperbaar. Na inspuiting in de durale ruimte zakt het meteen naar het onderste gedeelte van de durazak. De bijwerkingen zijn vooral een gevolg van onbedoelde effecten op de hogere sacrale wortels. Deze uiten zich als (voorbijgaande) urineretentie en spierzwakte van de bovenbeenspieren.

Toediening van opioïden via intrathecale katheter
Als de hoeveelheid opioïd, ook na verhogingen, onvoldoende effectief blijkt of de bijwerkingen bezwaarlijk worden, kan er via de rug een katheter worden ingebracht in de intrathecale ruimte. Deze katheter kan direct op een pomp worden aangesloten, maar ook op enige afstand onder de huid worden getunneld, of via een onderhuidse inspuitpoort (zie afb. 19.1). Het voordeel van een poort is dat er minder hersenvocht langs de katheter lekt, er dus minder infectiegevaar bestaat, en dat de katheter er niet per ongeluk kan worden uitgetrokken. De procedure vindt plaats op de operatiekamer tijdens een opname die varieert tussen één en drie dagen. Het afbouwen van de oude medicatie, terwijl de nieuwe inloopt vergt een paar dagen extra aandacht.

Een epidurale katheter wordt in het ziekenhuis gebruikt om in noodsituaties een tijdelijk segmentaal blok te geven, gedurende de tijd die

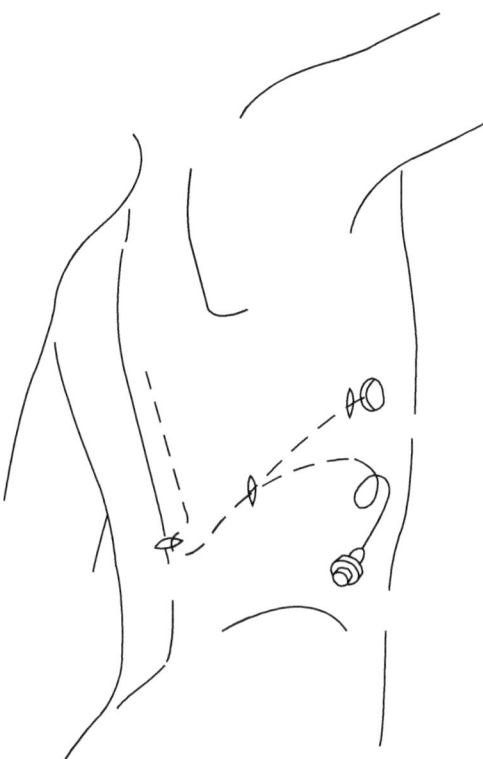

Afbeelding 19.1 Bij intrathecale kathetertoediening zijn drie incisies en hechtingen nodig: lumbaal, in de zij en voor, op de thorax.

diagnostiek en ziekenhuislogistiek nodig hebben om een permanente oplossing te vinden en uit te voeren.
In de palliatieve fase van de behandeling van kanker moet er steeds gekeken worden of de oorzaken van pijn veranderd zijn, hoe het staat met andere symptomen, en zal het behandelregime vaak moeten worden aangepast.

Wervelkolom gerelateerde pijn 20

20.1	Inleiding	134
20.2	Lage rugpijn	134
20.3	Aspecifieke lage rugpijn	135

20.1 Inleiding

Rugpijn is een van de meest voorkomende problemen waarmee patiënten, de gezondheidszorg en de maatschappij te maken hebben. Het collectief ziekteverzuim vertegenwoordigt een groot economisch verlies. Eén op de twee volwassenen maakt gedurende zijn leven een periode met invaliderende lage rugpijn door. Van hen herstelt 90% binnen zes weken, onafhankelijk van de behandeling. Een klein deel van degenen die een periode van ernstige lage rugpijn doormaken, ontwikkelt chronische rugpijn; op de hele bevolking zijn dat veel mensen.

20.2 Lage rugpijn

Factoren die met lage rugpijn samenhangen zijn:
- lichamelijke conditie;
- lage opleiding;
- werkloosheid;
- overgewicht;
- roken (veroorzaakt verminderde doorbloeding en slechtere genezing na rugchirurgie);
- zware lichamelijke arbeid;
- comorbiditeit.

Bij een patiënt die zich voor het eerst presenteert met lage rugpijn dienen er uit de anamnese en het lichamelijk onderzoek specifieke oorzaken te worden vastgesteld. Daarbij wordt gedacht aan: fracturen, HNP, radiculair syndroom, ontsteking, kanker en gerefereerde pijn vanuit de viscera. Heel nuttig is het begrip 'rode vlaggen', symptomen die tot onmiddellijk nader onderzoek nopen.

> **Rode vlaggen**
> - recent ongeval
> - gewichtsverlies
> - eerdere maligniteit
> - koorts
> - nachtelijke pijn
> - blaas/darmproblemen
> - drugsgebruik

Eenvoudig neurologisch onderzoek kan de aan- of afwezigheid van een specifieke oorzaak aannemelijk maken. Beeldvormend onderzoek kan de lokalisatie van het probleem nader verduidelijken. Als het lichamelijk onderzoek geen bijzonderheden oplevert, is er geen indicatie voor aanvullend (beeldvormend) onderzoek.

20.3 Aspecifieke lage rugpijn

Negen van de tien patiënten met lage rugpijn krijgen als diagnose aspecifieke lage rugpijn. Als er niet genoeg tijd gestoken wordt in goede uitleg, bestaat de kans dat de patiënt zijn heil elders zoekt en er aan een somatiserend traject wordt begonnen.
Belangrijke punten:
- voorlichting over de juiste belastingstechnieken en goede conditie;
- bedrust is ongewenst (werd vroeger veel voorgeschreven, het blijkt het beloop niet positief te beïnvloeden);
- lichamelijke oefeningen gericht op rug- en corsetspierversterking zonder te forceren zijn gunstig;
- paracetamol 1 gram viermaal daags;
- eventueel een NSAID erbij (ibuprofen 400-600 mg viermaal daags);
- bij spierspasmen en verstoorde nachtrust: diazepam 5-10 mg voor de nacht;
- belangrijk is dat de medicatie effectief is, dus hoeveelheid en soort worden individueel bepaald;

- indien voorgaand beleid onvoldoende pijnstilling geeft, kan er gedurende korte tijd een opioïd bijgegeven worden (tramadol, oxycodon).

In de acute fase zijn er geen andere behandelingen waarvan het nut is aangetoond. Als er geen spontaan herstel optreedt na een aantal weken is verdere diagnostiek op zijn plaats.
Voor chronische aspecifieke rugpijn zijn talloze behandelingen beschikbaar, waarvan een deel voldoende wetenschappelijk onderzocht is om van waarde te kunnen zijn. Veel behandelingen zijn routine geworden zonder dat vaststaat dat ze werkelijk effectief zijn. Het meeste effect mag verwacht worden van een multimodale aanpak die zo veel mogelijk factoren tracht te verbeteren die aan de rugpijn bijdragen. De seriële behandelwijze is in opkomst: eerst symptomatisch (medicamenteus, invasieve blokkades) gevolgd door revalidatie (verbetering van conditie, coördinatie en cognities).

Specifieke aandoeningen zijn: hernia nuclei pulposi (HNP), waarbij de waterrijke kern van de tussenwervelschijf in het wervelkanaal uitpuilt en een zenuwwortel in de knel kan brengen; spondylolisthesis (afglijden van de ene wervel ten opzichte van de andere), waarbij de zenuwwortels bekneld kunnen raken; fracturen bij osteoporose en/of trauma; tumoren, primair of metastasen van bijvoorbeeld prostaat- of mammacarcinoom.

21 Spierpijn

21.1 Myofasciaal pijnsyndroom 137

21.2 Fibromyalgie 138

21.1 Myofasciaal pijnsyndroom

Bij spierpijn wordt gedacht aan pijnlijke spieren na lichamelijke inspanning. Er zijn echter chronische pijnen die berusten op strengen in individuele spieren lang nadat er een trauma of inspanning plaatsvond. Hierbij is sprake van een gerefereerde pijn: de gevoelde pijn staat los van de plaats waar deze zijn oorsprong vindt. Dergelijke pijn is al heel lang bekend: in de negentiende eeuw sprak men van 'myogelosen', tegenwoordig noemt men ze 'trigger points' (TP). Deze pijn kan volgen op een trauma, operatie of chronische overbelasting. Vaak heeft de patiënt niet in de gaten dat de oorsprong van zijn pijnklachten in een spier gezocht moet worden, bijvoorbeeld voetpijn ten gevolge van een TP in de kuitspier of pijn in de arm ten gevolge van een TP in een spier in de rug. Dit soort pijn wordt een 'myofasciaal pijnsyndroom' genoemd. Kenmerken van dit pijnsyndroom zijn:
- pijn in een vast omschreven en herkenbaar gebied;
- plaatselijke hyperalgesie;
- een palpabele streng in een spier, die bij druk kenmerkende pijn geeft in het aangegeven gebied;
- de streng trekt plotseling samen als er met een naald gestimuleerd wordt ('twitch');
- er kan een plaatselijke autonome verstoring optreden (temperatuur, zweten);
- soms is er viscerale betrokkenheid (hart, slokdarm, urinewegen), bijvoorbeeld pijn door een erosie in het onderste deel van de oesofagus geeft rugpijn in de m. erector trunci midthoracaal;

– de pijnlijke streng kan opgeheven worden door inspuiting met een zwakke oplossing lokaal anestheticum. Dit werkt diagnostisch en is tevens het begin van de behandeling.

Bij veel patiënten wordt de diagnose pas gesteld nadat allerhande andere aandoeningen door orgaanspecialisten zijn uitgesloten. Ten gevolge van dit lange traject kan er intussen chronisch pijngedrag zijn ontstaan met gevolgen voor werk, hobby's en relaties met anderen.

De behandeling richt zich primair op de uitlokkende factoren; symptomatisch dient de patiënt zelf de betrokken spier met rekoefeningen minder strak en pijnlijk te krijgen. Dit is een geleidelijk proces.

> **Veelvoorkomende myofasciale pijnsyndromen**
> – M. gluteus medius, TP's refereren naar het laterale deel van het bovenbeen bij rugpijn.
> – M. gastrocnemius, TP's refereren naar de voet; voetklachten waarvoor geen andere verklaring is blijken vaak hierop te berusten.
> – M. infra- en supraspinatus, TP's zorgen voor een pseudoradiculair pijnpatroon in de arm.
> – M. splenius capitis, TP's veroorzaken supraorbitale voorhoofdspijn.

21.2 Fibromyalgie

Fibromyalgie is een chronisch pijnsyndroom dat onderscheiden moet worden van myofasciale pijn. Myofasciale pijn is een plaatselijk verschijnsel, terwijl fibromyalgie een aandoening van het gehele lichaam is. Het wordt gekenmerkt door:
– chroniciteit;
– drukpijnlijke spieren in het gehele lichaam;
– vermoeidheid;
– slechte nachtrust;
– andere symptomen in andere orgaansystemen, zoals hoofdpijn, buikpijn en gewrichtspijnen.

Onder drukpijnlijkheid wordt pijn verstaan ten gevolge van een kracht van vier kilo (de kracht nodig om een vingernagel bleek te maken). Fibromyalgie is geen diagnose in strikte zin. Vele ziekten en aandoe-

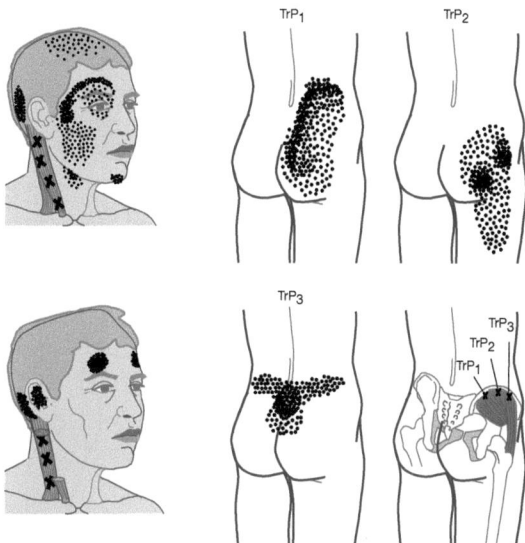

Afbeelding 21.1 Voorbeelden van uitstralingspatronen van myofasciale pijn, uitgaande van trigger points (TrP).

ningen hebben (aanvankelijk) dezelfde symptomen, zodat een degelijk intern, met name reumatologisch, onderzoek naar de meest hinderlijke symptomen andere aandoeningen zal moeten uitsluiten.
De Amerikaanse reumatologen vereniging heeft criteria opgesteld om onderzoek naar en behandeling van fibromyalgie te vergemakkelijken:
- pijnklachten in alle armen en benen;
- langer dan drie maanden bestaand;
- elf of meer van de achttien 'tender points' zijn drukpijnlijk.

Omdat er geen oorzaak bekend is, is de behandeling symptomatisch. Behandelingen waarvan enig nut is aangetoond zijn: cognitief-gedragsmatige cursus, patiënteducatie, laag gedoseerde antidepressiva (amitriptyline) en analgetica (tramadol, om een oefenprogramma te kunnen starten). Alle behandelingen zijn erop gericht de patiënt zoveel mogelijk te activeren.

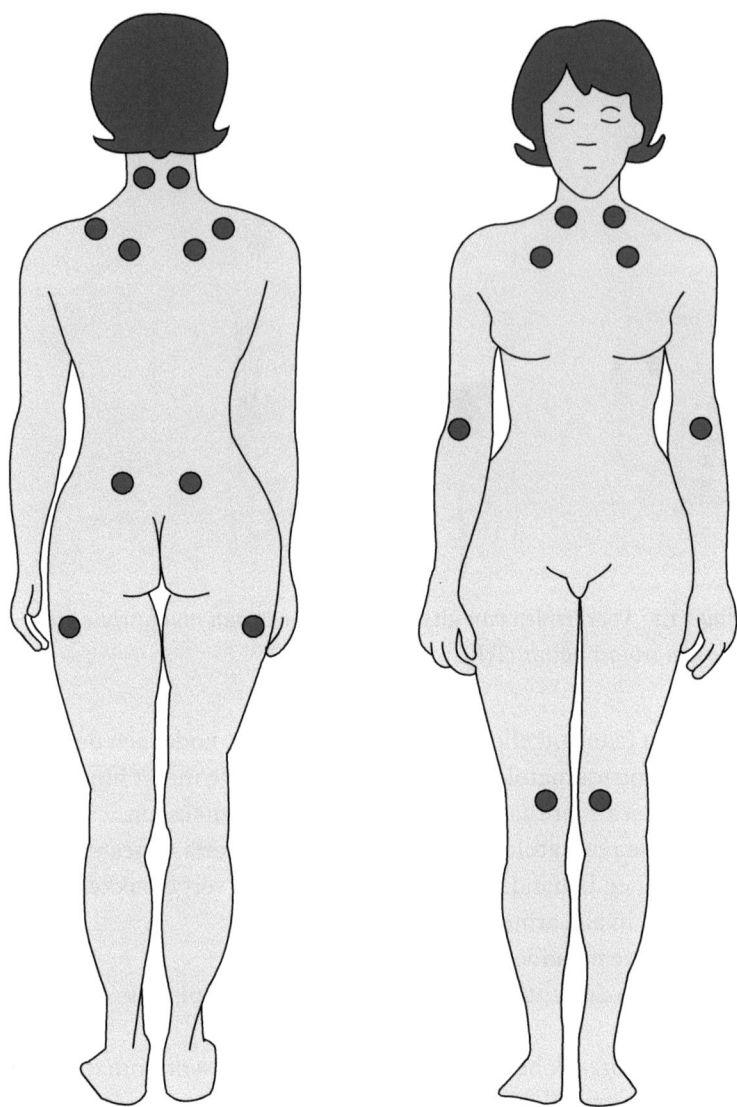

Afbeelding 21.2 De plaatsen op het lichaam waar versterkte drukpijngevoeligheid wordt aangegeven door patiënten met fibromyalgie.

22 Viscerale pijn

Pijn die ontspringt uit inwendige organen wordt viscerale pijn genoemd. Voorbeelden zijn een slokdarm- of maagzweer, hartinfarct, cholecystitis, pancreatitis, appendicitis, endometriose en vele andere aandoeningen van de inwendige organen.
Sommige organen veroorzaken geen pijn: longen, nieren en lever. Uitrekken van holle organen veroorzaakt (hevige) pijn, terwijl een (snij)wond geen pijn veroorzaakt. Dit is een gevolg van de aanwezigheid van rekreceptoren in de kapsels en vaatwanden, terwijl polymodale nociceptoren in de organen zelf ontbreken. Viscerale pijn wordt als dof en moeilijk te plaatsen aangegeven; vaak wordt de pijngewaarwording op enige afstand van de oorzaak gevoeld. Zie afbeelding 22.1. Viscerale pijn gaat vaak gepaard met motorische en autonome activiteit, zoals bewegingsdrang bij koliekpijn, misselijkheid en braken, bleek zien en gespannen spieren.
Een patiënt met acute viscerale pijn dient onmiddellijk door een arts onderzocht te worden en zo nodig verder te worden behandeld. Chronische viscerale pijn (pijn op de borst, buikpijn) kan volgen op acute pijn, maar ook spontaan ontstaan. Patiënten met chronische viscerale pijn die in een pijnkliniek worden gezien, zijn allen uitputtend onderzocht door de relevante orgaanspecialisten. Het probleem doet zich dan voor dat er (veel) pijn wordt ervaren, maar dat er geen ziekteproces (meer) is dat kan worden behandeld. De gangbare verklaring van perifere en centrale sensitisatie is moeilijk aan sommige patiënten (en verzekeraars) uit te leggen, omdat er geen laboratorium- of beeldvormend onderzoek is dat het bevestigt. Psychologische factoren spelen een grote onderhoudende rol. Zo is de helft van de vrouwen met onbegrepen chronische buikpijnklachten het slachtoffer geweest van (seksueel) geweld (in de 'normale' bevolking is dat ongeveer 39% van de vrouwen (en 7% van de mannen)). Overigens is hier geen sprake van een causaal verband! Het is van groot belang dit respectvol en zorgvuldig uit te vragen in een gesprek.

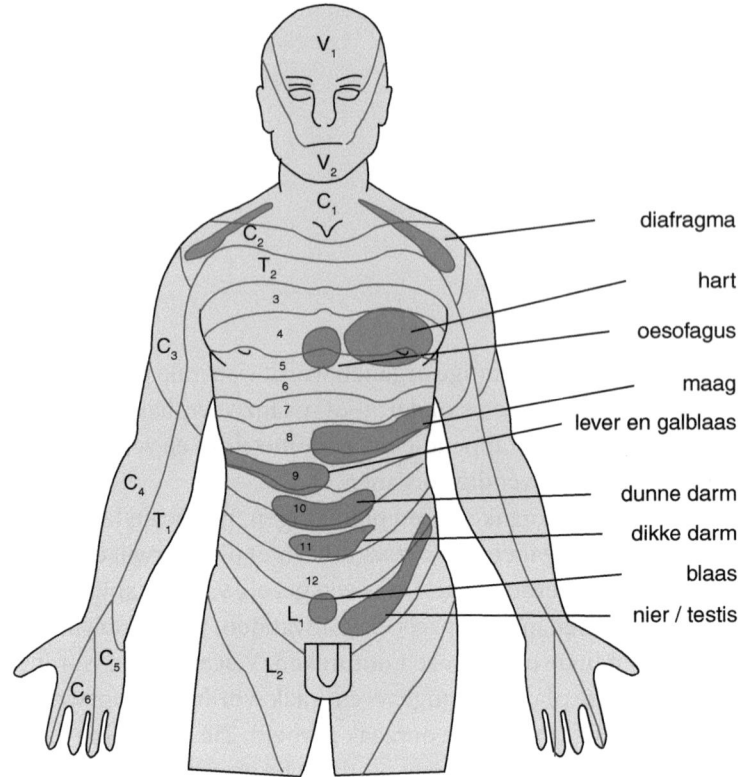

Afbeelding 22.1 De zones van Head geven aan waar op de huid pijn wordt aangegeven bij een aandoening van een inwendig orgaan.

Met name bij patiënten bij wie geen substraat is aan te tonen, dient ervoor gewaakt te worden dat er geen behandelingen worden gegeven die de pijn ten onrechte als ziekteproces bestempelen. Uitgebreide aandacht voor de pijn, de ernst en de gevolgen ervan kan tot een beheersingsstrategie leiden. Zie ook hoofdstuk 24: Sensitisatie.

23 Pijn gedurende de zwangerschap en rond de bevalling

De veranderingen van het lichaam van de vrouw gedurende de zwangerschap kunnen met pijn gepaard gaan. Het gaat om overbelasting van het houdings- en bewegingsapparaat, met name rug, bekken en abdomen. Dit wordt veroorzaakt door het weker worden van de kraakbeenverbinding tussen de bekkenhelften en met het heiligbeen, en door de versterkte lumbale lordose. Als de pijn tijdens de zwangerschap zeer hinderlijk wordt, dient er een lichamelijk onderzoek plaats te vinden om de aard en de bron van de pijn vast te stellen. Er moet rekening worden gehouden met de gevaren die onderzoek en behandeling voor het ongeboren kind met zich kunnen meebrengen. Aanvullend (röntgen)onderzoek en medicatie zijn alleen aan de orde als er een strikte indicatie voor is. Vrijwel alle door de moeder genomen geneesmiddelen komen ook in de bloedsomloop van de baby. In de eerste drie maanden bestaat het gevaar voor het teweegbrengen van aangeboren afwijkingen, later kunnen NSAID's de sluiting van de ductus arteriosus (noodzakelijke verbinding tussen kleine en grote bloedsomloop intra-uterien) op gang brengen. Paracetamol heeft geen nadelige effecten, zoals acetylsalicylzuur en NSAID's die wel hebben. Dat maakt paracetamol tot het aangewezen middel als er een pijnstiller nodig is tijdens de zwangerschap. Twee procent van de moederdosis komt in de moedermelk terecht, zodat het ook bij borstvoeding veilig is. Opioïden zijn ongewenst tijdens de zwangerschap, vanwege de invloed op het zich ontwikkelende zenuwstelsel van de baby. Tegen kortdurend gebruik, bijvoorbeeld in verband met een operatie, is geen bezwaar.

De pijn bij de bevalling wordt door vrouwen zeer verschillend ervaren. Ongeveer 65% van de vrouwen ervaart baringspijn als heftig tot zeer heftig, 23% van de primiparae en 11% van de multiparae ervaren de bevallingspijn als 'afschuwelijk'. Duidelijk is dat gedurende de uren van de uitdrijving van de baby sommige vrouwen extreme pijn (VAS 7 tot 10) ervaren. In het eerste stadium wordt de pijn veroorzaakt door rek van de baarmoeder en de cervix. De zenuwvoorziening hiervan verloopt via de niveaus Th10-L1. In het tweede en derde stadium wordt de pijn veroorzaakt door rek van de vagina en druk op structuren in het kleine bekken, waarvan de zenuwen via S2-4 verlopen.

De ongunstige effecten van baringspijn liggen zowel op psychologisch vlak (traumatische ervaring, ontwikkeling PTSS, angst voor een volgende zwangerschap of zelfs hechtingsproblemen) als op somatisch vlak (hyperventilatie en neurohumorale effecten (afname perfusie placenta en oxygenatie van de foetus); het effect op uterusactiviteit is onvoorspelbaar).

In de loop der tijd zijn er verschillende pijnbeheersingstechnieken ontwikkeld.

Er is de niet-medicamenteuze behandeling zoals in bad gaan, massage, acupunctuur of acupressuur, ademhalingstechnieken, hypnose of TENS. Goede voorbereiding tijdens de zwangerschap en op de bevalling zelf is erg belangrijk. Het gevoel controle te hebben is voor de vrouw die gaat bevallen heel erg belangrijk. Zo wordt bij een thuisbevalling over het algemeen minder pijn gerapporteerd dan bij een ziekenhuisbevalling. Het gevoel van controle heeft een positief effect op pijn, mede doordat er vaak minder angst is. Bovendien is gevoel van controle een sterke voorspeller voor de tevredenheid over de bevalling. Waarschijnlijk schuilt in het gevoel van controle ook voor een groot deel de positieve kracht, het pijnbestrijdende effect, van de PCA-pomp tijdens de bevalling.

Farmacologische behandeling voor pijnbeheersing was vroeger inhalatie van een mengsel van lachgas en zuurstof (werkt snel in, hoeft alleen tijdens de contracties gebruikt te worden) en verder behandeling met een opiaat (pethidine, nalbuphine, morfine, fentantyl, remifentanil). De veiligste manier om deze middelen te gebruiken is een kleine hoeveelheid intraveneus toe te dienen. De vroeger gebruikte intramusculaire route is ongewenst omdat de inwerkingsduur te lang is (meer dan 15 min.), er meer nodig is, de baby het ongewenst ook binnenkrijgt, en met name bij herhaalde toediening van pethidine afbraakproducten ernstige neurotoxische effecten kunnen hebben. Remifentanil, een sterk en snel inwerkend opioïd voor gebruik in de kliniek, heeft deze nadelen niet. Er is echter nog geen overeenstemming over een optimaal protocol voor het gebruik ervan. De reden is dat een (onbedoelde) overdosering snel tot een ademstilstand van de moeder leidt en levensbedreigend kan zijn voor moeder en kind. Een protocol zal dit onmogelijk moeten maken, terwijl er in de kliniek steeds personeel aanwezig moet zijn dat kan resusciteren.

Epiduraal anesthesie was na invoering onmiddellijk de gouden standaard in de kliniek voor effectieve en veilige pijnstilling bij de bevalling. De anesthesioloog brengt een katheter in de epidurale ruimte hoog lumbaal in, waarna er een lage concentratie lokaal anestheticum, eventueel met een geringe hoeveelheid opioïd, wordt toegediend. De toediening kan worden voortgezet met een pomp, zodat er een continu effect bereikt wordt, afhankelijk van de te verwachten duur van de bevalling. Het niveau van de verdoving is doorgaans van Th10 tot sacraal (het zakt in de loop van de uren geleidelijk). Veelgebruikte middelen zijn: (levo)bupivacaïne, ropivacaïne en sufentanil. De afdeling Verloskunde heeft een protocol waarin de procedures en de taken staan beschreven.

Pijnbestrijding rond de bevalling vereist goede werkafspraken tussen de betrokken disciplines; de indicatiestelling voor een procedure wordt uiteindelijk gedaan door degene die hem uitvoert.

Sensitisatie

Versterkte prikkelgevoeligheid wordt sensitisatie genoemd. Perifere sensitisatie is een fysiologisch verschijnsel bij trauma. Voorbeelden zijn versterkte gevoeligheid van de huid bij zonnebrand en de pijnlijkheid rondom een plaatselijke ontsteking. Na genezing verdwijnt de versterkte gevoeligheid. Er is een biologisch nut, omdat de plaats van het trauma ontzien wordt en dat bevordert het herstel.

Recent is er meer inzicht ontstaan in het verschijnsel centrale sensitisatie, waarbij veranderingen in de achterhoorn van het ruggenmerg een verhoogde gevoeligheid voor sommige prikkels kunnen veroorzaken. De aanleiding voor deze veranderingen kan ernstige onbehandelde acute pijn zijn, maar ook chronische nociceptieve pijn. Er zijn sterke aanwijzingen dat psychologische factoren een sleutelrol kunnen spelen bij het in stand houden van pijnklachten.

Voorbeeld
Een man van 60 jaar bezoekt de polikliniek met een pijnlijke plek rechtsonder op zijn ribbenkast. De intensiteit is VAS 7, de pijn is continu, niet afhankelijk van activiteiten, en bestaat al vijf jaar. Hij is bij de internist, de chirurg, de thoraxchirurg en de neuroloog geweest; allen zeggen geen oorzaak voor zijn pijn te kunnen vinden. Hij houdt zijn hand vaak tegen de zere plek, hij is somber geworden. Zijn huisarts heeft allerlei pijnstillers geprobeerd, maar ze hebben geen enkel effect. Niets helpt en de patiënt lijdt er erg onder. Bij onderzoek is er een drukpijnlijke plek van 8 cm doorsnede op de ribben. Tijdens het intakegesprek komt zijn familie ter sprake, hij wordt emotioneel. Gevraagd naar het waarom van zijn emotie, blijkt dat hij met zijn oudste zoon geen contact meer heeft na een ruzie. De zoon maakte een schoppende beweging naar hem en zijn klomp trof patiënt rechtsonder op zijn ribbenkast.

Tot ziektebeelden die met het sensitsatiemodel te verklaren zijn behoren: fibromyalgie, whiplash, chronische buikpijn en andere beelden waarbij er geen schade of beschadiging verantwoordelijk is voor de klachten.

Met nieuwe diagnostische methoden, zoals kwantitatief sensorisch onderzoek (quantitative sensory testing (QST), positronemissietomografie (PET) en functionele magnetische resonantie imaging (fMRI)) kunnen veranderingen in de werking van het sensorisch deel van het zenuwstelsel worden aangetoond. Onderzoek naar het ontstaan van sensitisatie is in volle gang. Er is echter geen verklaring waarom het zich bij sommigen ontwikkelt en bij anderen onder vergelijkbare omstandigheden niet.

In de uitleg aan patiënten wordt de vergelijking met een alarmsysteem gebruikt om het fenomeen sensitisatie te verklaren (zie de kadertekst). Een alarmsysteem heeft een opnemend apparaat (beweging, temperatuur), een verbinding met een centrale, en daar wordt bij overschrijding van een vooraf ingestelde drempelwaarde actie ondernomen. Voorbeelden zijn brandmelders, inbraakalarm en waarschuwingssystemen in moderne auto's. Als het systeem centraal te gevoelig staat afgesteld, slaat het onder normale omstandigheden alarm. De hersenen reageren ook op 'vals alarm'. Vergelijk de brandweer die altijd uitrukt. De emotionele en psychische gevolgen van het vals alarm zijn identiek aan die bij een echt alarm. Pijn ten gevolge van sensitisatie voldoet aan de definitie van pijn. De veranderingen in het zenuwstelsel die eraan ten grondslag liggen, zijn echter wezenlijk anders dan die welke bij nociceptieve pijn gezien worden. Ze hebben wel enige overeenkomsten met de veranderingen die bij neuropathische pijn worden gezien. Alleen een multimodale behandeling met aandacht voor lichamelijke, emotionele, cognitieve en sociaal onderhoudende factoren kan verandering in het systeem brengen.

Vanwege de moeilijke objectiveerbaarheid van deze aandoening zijn er vaak conflicten met sociale en schadeverzekeringsinstellingen, die op hun beurt een onderhoudende factor in de pijnklacht kunnen worden. Wanneer namelijk de klacht nodig is om 'te bewijzen' dat er wel degelijk iets aan de hand is, wordt het erg moeilijk om te herstellen. Dit is overigens een onbewust proces.

Er zijn aanwijzingen dat chronisch opioïdgebruik sensitisatie (hyperalgesie) bevordert, reden om terughoudend te zijn met de verstrekking van opioïden aan patiënten met chronische pijn.

> **Uitleg van sensitisatie aan de patiënt**
> Uw arts heeft geen lichamelijke afwijkingen gevonden. Dat betekent niet dat ik u de indruk wil geven dat uw klachten niet reëel zijn of dat uw klachten niet te verklaren zijn.
> Voor een uitleg over uw klachten wil ik uw pijn vergelijken met een inbraakalarm. Een inbraakalarm kan om meerdere redenen afgaan. De eerste gedachte is altijd dat er een inbreker is. Als het alarm voor het eerst plotseling afgaat, gaat men direct op zoek naar de inbreker. Eventueel wordt de politie ingeschakeld (dat was bijvoorbeeld uw neuroloog) om het afgaan van het alarm te onderzoeken. Wanneer het alarm om de haverklap afgaat en er steeds geen inbreker gevonden wordt, is het zinnig om het inbraaksysteem zelf eens te onderzoeken. Het kan zijn dat het te gevoelig is afgesteld. Dat er bij u een gevoelige afstelling is, kan ik uit uw verhaal opmaken. U zegt dat uw rug al pijn gaat doen als u gaat fietsen of wandelen. We weten dat er bij dat soort activiteiten geen schade optreedt in uw rug en dat de alarmbellen dus voor niets afgaan. Bij u is er sprake van chronische pijn – dat werkt ongeveer net zo als dat inbraakalarm. Er is sprake van een te gevoelig afgesteld alarmsysteem. Het gaat af, er ontstaat pijn, zonder dat er een 'inbreker' is.
> Het te gevoelig afgesteld zijn van het alarmsysteem kan door meerdere factoren worden veroorzaakt.
> Bijvoorbeeld door de vraag: wat heb ik nu eigenlijk? U hebt het idee dat er iets niet goed is met uw rug, terwijl de neuroloog zei dat er niets mis is. Die onduidelijkheid is een belangrijke bron van ongerustheid en ontevredenheid voor u. Verder valt op dat u bang bent voor de pijn, omdat u denkt dat u uw rug daarmee nog meer beschadigt. Daardoor beweegt u houterig en te weinig en is er veel spierspanning in uw rug. Nog een belangrijke factor is de spanning die u ervaart ten aanzien van uw werk. U wilt graag weer aan de slag, maar bent bang dat dat niet gaat lukken ...
>
> Het is dus van belang niet meer op zoek te gaan naar een inbreker (de lichamelijke stoornis), maar iets te doen aan de factoren die het alarmsysteem op scherp zetten, dat wil zeggen de pijnklachten onderhouden.

25 Hoofdpijn

25.1	Inleiding	149
25.2	Soorten hoofdpijn	149
25.3	Psychologische behandelingen	150

25.1 Inleiding

Hoofdpijn is een zeer veel voorkomend fenomeen, dat voor sommigen in die zin invaliderend is dat het hen verhindert hun dagelijkse werkzaamheden uit te voeren. Er zijn veel verschillende soorten hoofdpijn met uiteenlopende oorzaken. Hoofdpijn kan een symptoom zijn van een pathologisch proces zoals een tumor, hersenbloeding of infectie (secundaire hoofdpijn). Hoofdpijn waarvoor geen duidelijk somatisch substraat gevonden kan worden, noemen we idiopathische of primaire hoofdpijn, zoals spanningshoofdpijn.

25.2 Soorten hoofdpijn

Hoofdpijn kan ingedeeld worden in vier soorten:
– migraine;
– clusterhoofdpijn;
– spanningshoofdpijn;
– hoofdpijn secundair aan een primaire aandoening, zoals een sinusitis, mastoïditis, glaucoom, of tumor.

In dit hoofdstuk worden alleen die soorten hoofdpijn beschreven die minder aandacht krijgen in de leerboeken over neurologie.
Van de pijnklachten komt hoofdpijn het meest voor. Prevalentiecijfers liggen rond de 80% bij vrouwen en rond de 60% bij mannen. Vrouwen rapporteren meer pijn (over het algemeen rapporteren vrouwen vaker

en eerder klachten dan mannen) vooral ten gevolge van hormonale klachten in verband met de menstruatiecyclus.
Spanningshoofdpijn is vaak een onderdeel van een algemeen chronisch pijnsyndroom. Myofasciale trigger points in de nekmusculatuur refereren naar het voorhoofd. De achterhoofdszenuwen (nervi occipitales) kunnen bekneld raken op de plaatsen waar ze door de fascie aan de oppervlakte komen. Het resulterende 'occipitaal syndroom' wordt gekenmerkt door pijn in het gebied van de slaap, en verergert bij druk op de zenuw bij het achterhoofd. Eigenlijk gaat het om een 'entrapment' syndroom, te vergelijken met de nervus medianus in de carpale tunnel.

Zeer relevant voor dit boek is de door geneesmiddelen (onttrekking) geïnduceerde hoofdpijn ('drug induced headache', DIH). Langdurig gebruik van hoge doses paracetamol, ibuprofen, coffeïne of ergotaminederivaten kan leiden tot hoofdpijn als er plotseling minder ingenomen wordt. In het geval van coffeïne leidt dit tot de 'zaterdagmorgen hoofdpijn' bij mensen die op hun werk (te) veel koffie drinken. Een kop koffie bevat, afhankelijk van de wijze van zetten 50 tot 150 mg coffeïne. De maximale dagelijkse dosis coffeïne is 600 mg om onttrekkingshoofdpijn te voorkomen.
In het geval van paracetamol dat in verband met hoofdpijn wordt genomen, dreigt het gevaar dat het innemen ervan de hoofdpijn in stand houdt. Als er radicaal gestopt wordt, is de duur van de resulterende hoofdpijn op zijn hoogst drie dagen. Hoofdpijnmiddelen met paracetamol kunnen dus beter niet chronisch worden gebruikt.

25.3 Psychologische behandelingen

Voor chronische aspecifieke hoofdpijn is een biopsychosociale benadering een goede manier om het probleem in perspectief te plaatsen. De aanleiding en de onderhoudende factoren, die behalve farmacologisch, dieet- en gedragsbepaald kunnen zijn, worden in kaart gebracht en met de patiënt besproken. Stress, al dan niet bewust ervaren, draagt vaak in belangrijke mate bij aan het onderhouden van spierspanningshoofdpijn. De neiging extern naar oplossingen te zoeken kan vervangen worden door te bezien wat er intern te halen valt. Vaak is de geruststelling dat er aan de hoofdpijn geen ziekte ten grondslag ligt, een belangrijk aspect van de behandeling. Angst (voor een onderliggende ernstige oorzaak) is een niet te onderschatten onderhoudende factor. Veel patiënten hebben voorbeelden van familie of vrienden in gedachten. Er moet dan uitgelegd worden wat de verschillen met het voorbeeld zijn, en de angst om bijvoorbeeld ziek te worden of te sterven moet bespreekbaar worden gemaakt.

Verder is het van belang om samen met de patiënt de stressfactoren te onderzoeken. Niet alleen op het werk maar ook binnen het gezin of andere sociale structuren. Dit vraagt tact en zorgvuldigheid, omdat het voor patiënten niet altijd gemakkelijk is om de omslag te maken en de psychosociale factoren te onderzoeken.

De meest geëvalueerde behandelingen zijn ontspanningstraining (progressieve relaxatie, autogene training en ademhalingsoefeningen), biofeedback en stressmanagement. De term 'stressmanagement' staat voor een heel scala aan geprotocolleerde behandelingen met verschillende namen zoals cognitieve training, stress coping en cognitieve gedragstherapie. Onderzoeken naar de effectiviteit van deze behandelingen laten verschillende resultaten zien: het aantal patiënten bij wie de hoofdpijn afneemt, ligt tussen de 30 en 50%.

Aangezichtspijn 26

Aangezichtspijn is in eerste instantie het terrein van de tandarts. De oorzaak van de verschillende vormen kan worden onderscheiden naar:
- van buiten de schedel afkomstig (ogen, oren, bijholten, tanden, speekselklieren);
- van binnen de schedel afkomstig (tumor/metastase, bloeding, ontsteking van hersenen of hersenvliezen);
- vanuit het bewegingsapparaat (kaakgewricht, cervicale wervelkolom, myofasciale pijn);
- neurologische syndromen (typische aangezichtspijn (ook bekend als 'tic douleureux' en trigeminusneuralgie), horton-neuralgie en glossofaryngeusneuralgie);
- deafferentiatiepijn, na beschadiging van (een deel van) de aangezichtszenuw (bijv. na gordelroos, herpes zoster);
- atypische aangezichtspijn is de term die gebruikt wordt voor pijn die niet in een van de voorgaande categorieën valt.

Als pijn in het gezicht zich voor het eerst voordoet, is diagnostiek van het grootste belang. Na de tandarts zijn de keel-, neus- en oorarts, de neuroloog, de oogarts en de kaakchirurg de aangewezen specialisten om onderzoek naar de oorzaak van de pijn te verrichten.
Voor de behandeling van de specifieke aandoeningen wordt naar de desbetreffende leerboeken verwezen.

In de centra voor de behandeling van chronische complexe pijn worden vooral mensen gezien met:
- trigeminusneuralgie (voor een specifieke behandeling: radiofrequente laesie van het ganglion van Gasser of injectie met glycerol);
- cervicogene hoofd- en aangezichtspijn (afkomstig uit de facetgewrichten, vernauwde foramina, of uit de spieren);
- postherpetische neuralgie;
- atypische aangezichtspijn.

Voor de evaluatie van atypische aangezichtspijn is voldoende voorafgaand specialistisch onderzoek een voorwaarde. Er wordt een biopsychosociale benadering gekozen, omdat door de chroniciteit complexe en onderhoudende factoren mede een rol kunnen zijn gaan spelen. Het is van belang dat de patiënt de verklaring van de klachten kan begrijpen en accepteren. Vaak berust de verklaring op het sensitisatiemechanisme. Behandelingen kunnen bestaan uit (combinaties van) medicamenteuze, invasieve en gedragsmatige therapie.

Pijn bij kinderen

Ook bij kinderen zijn acute pijn en chronische pijn veelvoorkomende verschijnselen. De prevalentie van chronische pijn wordt geschat tussen de 15 en 30%, waarbij hoofdpijn en buikpijn het meest voorkomen. Zowel acute pijn als chronische pijn wordt bij kinderen nogal eens gemist.

Recente ontwikkelingen op het gebied van pijnmanagement voor kinderen zijn gebaseerd op nieuwe inzichten uit de neurobiologie, farmacokinetiek en verbeterde leeftijdsgebonden instrumenten om pijn in kaart te brengen (zie ook hoofdstuk 4: Pijnmeting). Toch zijn de richtlijnen voor pijnbestrijding bij kinderen veelal gebaseerd op 'best levels of evidence', omdat het doen van onderzoek, met name RCT's, ethisch erg ingewikkeld is. Ook farmacologisch onderzoek wordt bij kinderen slechts minimaal uitgevoerd. Bij het beoordelen en meten van pijn bij kinderen is het van groot belang de leeftijd en het ontwikkelingsstadium in acht te nemen. Kinderen reageren in verschillende leeftijdscategorieën anders op pijnlijke prikkels, hebben verschillende (verbale) mogelijkheden om pijn aan te geven en dus worden er ook verschillende meetinstrumenten gebruikt.

Het ongeboren kind geeft al acute pijn aan. Dat baby's geen pijn zouden voelen, is een al lang achterhaald gemaksargument.
(Jonge) kinderen voelen pijn goed, onthouden pijn en kunnen hierover rapporteren. Pijnperceptie van zuigelingen is niet afhankelijk van de mate van myelinisatie en pijnbanen worden al voor de geboorte gevormd. Ook neonaten en zuigelingen blijken een geheugen te hebben voor pijn.

Het is zinvol onderscheid te maken tussen:
- pasgeborenen;
- baby's;
- peuters en kleuters;
- lagereschool leeftijd;
- middelbareschool leeftijd.

Iedere leeftijdsgroep heeft specifiek pijngedrag en specifieke behoeften. Zoals in eerdere hoofdstukken van dit boek is aangegeven, dient eerst vastgesteld te worden wat de oorzaak van de pijn is, om er vervolgens iets aan te kunnen doen.

Bij pasgeborenen en baby's zijn het de verzorgers die, door nauwkeurig op het gedrag te letten, moeten bepalen of de baby huilt vanwege pijn. Een hulpmiddel hierbij is de CHEOPS-schaal.

Tabel 27.1 CHEOPS-schaal.

parameter	1 punt	2 punten	3 punten
huilen	niet	kreunen, huilen	krijsen
gelaatsuitdrukking	normaal	grimas	
verbaal	andere klachten	pijn	
thorax	normaal	bewegen/gespannen/rechtop/vastgebonden	
aanraking	niet	reiken/pakken/vastgebonden	
benen	normaal	bewegen/schoppen/opgetrokken/staand/vastgebonden	

De mate van pijn wordt met de som van de punten aangegeven, van vier tot maximaal dertien punten.

In Nederland wordt de COMFORT-gedragsschaal veel gebruikt om pijn te meten bij (zeer) jonge kinderen (zie ook hoofdstuk 4: Pijnmeting).
Bij peuters en kleuters kan worden gebruikgemaakt van een schaal met gezichten om de ernst van de pijn weer te geven; vanaf drie jaar kunnen kinderen zelf rapporteren over pijn. Toch blijft het observeren van grote waarde.
Onderzoek laat zien dat behandelaars de neiging hebben om de ernst van pijn bij (zeer) jonge kinderen te onderschatten. Een van de gevolgen daarvan is dat er te weinig analgetica worden voorgeschreven. Bovendien lijkt er een angst te zijn dat kinderen gemakkelijker verslaafd zouden raken aan morfine.

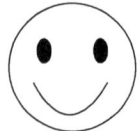    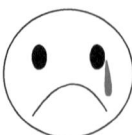

Afbeelding 27.1 Kinder-VAS.

Onvoldoende bestreden vroege pijnervaringen kunnen op de lange termijn (negatieve) effecten hebben, zoals verandering van de pijndrempel, somatische klachten met onbekende oorzaak en hogere pijnscores.

Bij kinderen speelt nog sterker dan bij volwassenen dat angst hun gedrag bepaalt. Het is dus belangrijk om bij pijnlijke procedures (vaccinaties, puncties, tandarts, wondhechten) eerlijk te zijn tegen het kind, middelen in te zetten die de pijn verminderen en het vertrouwen van het kind niet te verliezen. Ook is het belangrijk de ouders goed in te lichten en voor te bereiden, zodat ook zij weten wat er staat te gebeuren met hun kind. Uit onderzoek is gebleken dat de reactie van de ouders (of belangrijke anderen) van invloed is op de pijnbeleving en dus ook op het pijngedrag.

> **Voorbeelden**
> - Zeg niet: 'het doet geen pijn', als dat wel zo is.
> - Gebruik afleidingstechnieken, zoals een verhaaltje vertellen, plaatjes kijken, muziek luisteren.
> - Gebruik plaatselijk verdovende crème (lidocaïne, prilocaïne) of pleister (EMLA®-pleister) minstens een uur voor een injectie of punctie.
> - Laat ouders aanwezig zijn bij procedures, zodat het kind zich niet verlaten voelt.
> - Geef angstige kinderen een anxiolyticum zoals midazolam.
> - Goede voorlichting vermindert angst! Bijvoorbeeld een rondleiding in het ziekenhuis voor kinderen die een poliklinische ingreep moeten ondergaan.
> - Postoperatief kunnen kinderen veel baat hebben bij regionale anesthesie met katheters en PCA (patiënt gecontroleerde analgesie door middel van een geprogrammeerde pomp).
> - Voor de dosering van pijnstillers bij kinderen wordt verwezen naar de specialistische richtlijnen; het principe – titreren naar effect – is wel gelijk.

28 Pijn bij ouderen

Pijn is een veelvoorkomende klacht bij ouderen. De prevalentie van pijn bij ouderen is tweemaal zo hoog als bij jongeren. In een bevolkingsonderzoek naar de prevalentie van pijn bij hoogbejaarden (> 75 jaar) had 75% chronische pijnklachten. Artrose, herpes zoster, maligniteiten, inzakkingsfractuur bij osteoporose, lage rugpijn en perifeer vaatlijden komen met name op hogere leeftijd voor. De definitie van het begrip 'oudere' hangt af van de eigen leeftijd en schuift geleidelijk op. Feit is dat de lichamelijke en de geestelijke vermogens na een top tussen het twintigste en dertigste levensjaar geleidelijk achteruitgaan, in een individueel verschillend tempo. Er kan dus alleen generaliserend met leeftijdsgrenzen worden gewerkt. Kenmerken van de oudere populatie zijn (hoeft niet!):
- gepensioneerd;
- 70 jaar en ouder;
- heeft gebreken aan zintuigen;
- heeft minder uithoudingsvermogen;
- heeft één of meer chronische, niet-invaliderende aandoeningen;
- gebruikt medicatie, preventief en curatief;
- heeft hulp nodig bij ADL (algemene dagelijkse levensverrichtingen);
- is trager wat betreft geestelijke functies.

Het voorkomen van de hiervoor genoemde eigenschappen en hun combinaties bepalen de gezondheidstoestand en het welbevinden van de oudere.
Pijn heeft ook invloed op bijvoorbeeld stemming, slaap, immobiliteit, verlies aan spierkracht en kan leiden tot ondervoeding. Pijn bij ouderen wordt vaak niet adequaat onderzocht, vooral wanneer er sprake is van cognitieve stoornissen (dementie).
In de ouderenpopulatie komt veel pijn voor, omdat er ook meer pijnlijke aandoeningen en meer operaties voorkomen, maar ook ten gevolge van onvoldoende behandeling. Pijnmeting bij ouderen moet samen-

gaan met het bepalen van de beperkingen die de pijn veroorzaakt. Er kan sprake zijn van:

0	geen pijn
1	pijn waarbij alle activiteiten mogelijk zijn
2	pijn die sommige activiteiten verhindert
3	ondraaglijke pijn, sommige activiteiten zijn wel mogelijk
4	ondraaglijke pijn, verhindert alle activiteiten
5	ondraaglijke pijn, verhindert spreken

Het vermogen om activiteiten uit te voeren bepaalt de kwaliteit van leven voor de oudere. De heupartroplastiek is een mooi voorbeeld van een behandeling die ouderen in staat stelt zonder invaliderende pijn actief te zijn.

Bij ouderen kunnen veel pijnlijke chronische aandoeningen voorkomen: osteoartrose, (poly)neuropathie, ischemie, kanker en de gevolgen van de behandeling. Vanwege veranderingen in de samenstelling van het lichaam, verminderde orgaanfuncties en toegenomen gevoeligheid moeten de doseringen van geneesmiddelen bij ouderen worden aangepast. Zowel de farmacokinetiek als de farmacodynamiek is veranderd op een niet geheel voorspelbare wijze; soms is het effect sterker, soms juist zwakker.

De voornaamste zaken waarmee rekening moet worden gehouden:
- De opname vanuit het maag-darmkanaal is vertraagd.
- De verhouding lichaamswater/lichaamsgewicht is veranderd.
- De lever zet minder geneesmiddel om in afbraakproducten (is trager).
- De nierfunctie (het vermogen afvalstoffen uit het bloed te verwijderen) neemt af.
- Afgenomen plasma-eiwitbinding.
- Polyfarmacie: zijn combinaties van geneesmiddelen mogelijk?
- Het duurt langer voordat een geneesmiddel effectief is.
- Er zijn lagere doseringen nodig om het gewenste effect te bereiken.
- De kans op gevaarlijke bijwerkingen (maag- en darmbloedingen, hartfalen) bij NSAID-gebruik neemt na het zeventigste levensjaar sterk toe, zodat deze middelen na het tachtigste levensjaar alleen nog bij zeer sterke indicatie moeten worden genomen. Ten gevolge van afname van de plasma-eiwitbinding en de verminderde werking

van de lever komen hogere bloedspiegels voor, daarbij zijn de vaten bros etc., wat meer kans op bloedingen geeft.

Fysiotherapie, transcutane zenuwstimulatie (TENS) en andere niet-medicamenteuze opties dienen overwogen te worden, voordat er medicamenteuze behandeling wordt gegeven.
Het onderhouden van voldoende lichamelijke conditie ('fitness') is zeer belangrijk voor het behoud van zowel lichamelijk als geestelijk welzijn.

De toedieningsroute van een pijnstiller kan een rol spelen bij de keuze. Zo heeft een pleister met een lage dosering opioïd een minder obstiperend effect dan tabletten en biedt het voordeel een constante hoeveelheid middel af te geven. Lokale behandeling met NSAID- of capsaïcinecrème kan verlichting van pijn geven zonder de nadelen van orale toediening. Hierbij zijn de bloedspiegels zeer laag, waardoor de bijwerkingen op de organen geen rol spelen.

Paracetamol tot een dosering van 3 gram per dag is veilig voor ouderen.
Codeïne dient niet samen met paracetamol te worden gegeven: het werkt onvoldoende, veroorzaakt obstipatie en als prodrug van morfine veroorzaakt het ongewenste interacties met andere geneesmiddelen. Tramadol kan, mits compatibel met de overige medicatie, laag gedoseerd worden gegeven bij acute en chronische pijn. Bij aanvang dient het (zeer) laag gedoseerd te worden en de dosis slechts langzaam te worden opgevoerd, om hinderlijke bijwerkingen zoals misselijkheid te voorkomen.
Bij alle NSAID's moet bij patiënten boven de 60 jaar een maagbeschermer worden gegeven; zie verder hoofdstuk 10: Farmacologie.

Samenvattend dient er bij de behandeling van pijn bij ouderen goed gekeken te worden of het probleem op een niet-medicamenteuze wijze kan worden opgelost. Er dient met medicamenten in een lage dosis te worden begonnen, om de benodigde hoeveelheid geleidelijk te kunnen bepalen.

Pijn bij verslaafden

Verslaving betekent dat een persoon een stof (bijv. alcohol of morfine) blijft gebruiken, terwijl hij of zij weet dat de stof lichamelijke, geestelijke en sociale schade veroorzaakt. Er is geen beheersing van het gebruik, hij of zij voelt zich afhankelijk van het middel en als het middel niet ter beschikking is, treedt er 'craving' op. Verslaving is een psychiatrische aandoening. Opioïden worden door verslaafden misbruikt vanwege de psychische effecten, vooral de 'roes' die optreedt bij snelle inwerking.

Pijnstillers die bij ernstige pijn worden gebruikt, leiden niet tot verslaving, in tegenstelling tot het wijdverspreide misverstand. Wel treedt er lichamelijke gewenning op, evenals onttrekkingsverschijnselen bij plotseling staken van het middel. Dit gaat echter niet gepaard met gedragsveranderingen en is dus geen verslaving.

Bij de behandeling van patiënten komen we verschillende categorieën chronische opioïdgebruikers tegen:
- de probleemloze (matige) opioïdgebruiker vanwege een chronische aandoening;
- de patiënt met een chronische pijnlijke aandoening die zich niet aan het voorschrift houdt;
- de patiënt met een intermitterende heftige pijnlijke aandoening (bijv. pancreatitis, sikkelcelcrisis) die opioïden behoeft (eist), maar tussentijds niet gebruikt;
- de verslaafde die een onderhoudsdosering methadon krijgt;
- de verslaafde die illegale middelen gebruikt (vaak onbekend welke en welke hoeveelheden);
- de ex-verslaafde die opioïdgebruik om wat voor reden dan ook vermijden wil.

Afhankelijk van het probleem en de presentatie is het belangrijk dat er voor zulke patiënten voldoende tijd genomen wordt om een goed behandelplan op te stellen.

Het volgende gedrag wijst mogelijk op problemen (zgn. gele vlaggen):
- het vervalsen van recepten;
- recepten vragen aan anderen dan de eigen behandelaar;
- voorraad pijnstillers is te vroeg op;
- het gebruik van geneesmiddelen van familieleden;
- onnodig bezoek aan de spoedeisende hulpafdeling;
- overdrijven van niet-objectiveerbare symptomen;
- specifieke middelen eisen.

Hoewel iedere situatie op zijn eigen merites moet worden beoordeeld, gelden er wel enkele algemene principes:
- bij opname in de kliniek dient het basis opioïdgebruik te worden gecontinueerd, eventueel omgezet in een parenterale toediening met gelijkwaardig effect;
- gebruik van regionale anesthesietechnieken voorkomt extra opioïdgebruik;
- medebehandeling door de psychiater;
- zeer duidelijke afspraken met de patiënt, vastgelegd en geldend voor het hele behandelteam.

De behandeling van patiënten met verslavingsgedrag en ernstige pijn kan zeer moeilijk zijn; inzet van een team behandelaars met de juiste competenties is van groot belang.

> **Voorbeeld**
> Een 40-jarige dakloze verslaafde man wordt 's avonds op de chirurgische afdeling opgenomen met een gebroken onderarm, waarschijnlijk het gevolg van een gevecht op straat. De stand van de fractuur noopt tot snel ingrijpen. Het is onduidelijk of en welke medicatie hij verder gebruikt, evenmin is bekend welke illegale middelen hij gewoon is te gebruiken. Er wordt besloten tot een spoedoperatie en de problemen op te lossen zoals ze zich voordoen. De algemene anesthesie met isofluraan en sufentanil op geleide van pols en bloeddruk verloopt zonder incidenten. Op de verkoever beginnen de problemen echter rond middernacht als hij luidkeels roept dat hij pijn in zijn arm heeft. De gebruikelijke hoeveelheden morfine intraveneus brengen geen verbetering; de verpleegkundigen vragen de anesthesioloog om raad. Deze besluit de doseringen te verdubbelen, met slechts een gering effect op het geschreeuw van de patiënt. Niet omdat de situatie in orde is, maar vanwege de overlast voor de andere patiënten wordt

hij naar de verpleegafdeling teruggeplaatst, waar hij snel in een aparte kamer wordt gelegd. De anesthesioloog wordt na een half uur verzocht langs te komen, omdat patiënt onafgebroken om meer pijnstilling roept. Ketamine wordt overwogen, dat vanwege het ontbreken van een protocol op de verpleegafdeling niet mag worden toegediend. Levomepromazine brengt eindelijk rust. De volgende morgen blijkt dat patiënt zijn 40 mg methadon de vorige dag niet gekregen had, deze wordt alsnog gegeven. De psychiater wordt in consult gevraagd, die een delier vaststelt en passende medicatie voorschrijft. De acute pijndienst komt tweemaal per dag langs om te kijken hoe het gaat en de medicatie bij te stellen. Alle betrokkenen zijn er druk mee, tot patiënt na vijf dagen naar een verpleeghuis wordt overgeplaatst (vanwege zijn slechte algemene conditie en geen thuis waar hij naartoe kan).

30 Professionele organisaties

30.1	Inleiding	163
30.2	Classificatie	163
30.3	Triage	164
30.4	Scholing en organisatie	165

30.1 Inleiding

Ieder ziekenhuis behoort te kunnen beschikken over een basispijndienst voor behandeling en advies bij pijn.
Pijnpoli, pijnkliniek of pijncentrum zijn verschillende namen voor een dergelijke voorziening van de afdelingen Anesthesiologie in de ziekenhuizen. Veel van deze pijnklinieken werken multidisciplinair. Deze multidisciplinaire samenwerking is van groot belang om tot een integrale benadering te komen die bij de behandeling van (chronische) pijn noodzakelijk is. Een dergelijke benadering stelt hoge eisen aan de organisatie van de gezondheidszorg, aan afspraken en communicatie tussen de individuele behandelaars.
De 'acute pijnservice' is een dienst in het ziekenhuis die postoperatieve patiënten zeer specifieke zorg geeft.
Revalidatiecentra kennen een onderafdeling voor de behandeling van chronische pijn.
Er zijn ook particuliere poliklinische bedrijven voor de behandeling van pijn.

30.2 Classificatie

De Nederlandse Vereniging voor Anesthesiologie (NVA) erkent klinieken voor pijnbestrijding. Er is een classificatie (A, B en C), die de omvang van de werkzaamheden, de mate van multidisciplinariteit en het verrichten van wetenschappelijk onderzoek aangeeft. Er is geen onderscheid naar kwaliteit. Sinds 2010 worden anesthesiologen die aan minimale criteria voldoen in een register erkend als pijnbestrijder. Een A-status krijgt een pijncentrum wanneer er minimaal 150 nieuwe patiënten voor diagnostiek en behandeling per jaar worden gezien en de anesthesioloog-pijnbestrijder gedurende minimaal één werkdag overdag aanwezig is. Bij een B- en C- status worden minimaal 750 nieuwe patiënten gezien en is de anesthesioloog-pijnbestrijder vijf dagen per week aanwezig. Het verschil zit in de beschikbaarheid 's avonds en 's nachts; die is bij de ziekenhuizen met een C-status beter. Tevens zit er een verschil in de momenten van multidisciplinair overleg (MDO's). Een centrum met een C-status moet minimaal twee keer per week een MDO hebben, bij een B-status is dit één keer per week en bij een A-status minimaal één keer per twee maanden. Pijncentra met B- of C-status verwerken grotere patiëntenvolumes en hebben daardoor een volledig dekkend zorgaanbod, terwijl de klinieken met een A-status moeten kiezen voor een afgebakend zorgaanbod. Om een multidisciplinaire aanpak te kunnen bieden moeten verschillende disciplines in een team vertegenwoordigd zijn, zoals een anesthesioloog-pijnbestrijder, neuroloog, (klinisch) psycholoog, revalidatiearts, psychiater, fysiotherapeut, (oncologisch) verpleegkundige en maatschappelijk werker.

Een alternatief voor een multidisciplinair overleg is het multidisciplinaire spreekuur of een zogeheten carrousel, waarin patiënten gedurende één dagdeel door verschillende specialisten worden onderzocht. Na het MDO krijgen de patiënten aansluitend de 'uitslag' van deze diagnostische intake. Deze vorm van werken is zeer tijdsintensief en hierdoor vaak alleen toepasbaar in pijncentra uit de C-categorie.

30.3   Triage

Op basis van de ernst van het type klacht wordt vastgesteld op welke termijn en door wie de patiënt moet worden gezien. Spoed is er bij bijvoorbeeld oncologische pijn, CRPS-I en acute herpes zoster.
Een multidisciplinaire intake vraagt een goede voorbereiding van zowel patiënt als behandelaar. Veelal wordt er met vragenlijsten gewerkt om informatie van de patiënt te verzamelen. Er moet dan in ieder geval aan de volgende zaken aandacht worden besteed:
– de intensiteit, aard en lokalisatie van de pijnklachten;
– het effect van de pijn op het dagelijks en sociaal functioneren;

- psychische aspecten met betrekking tot de pijn;
- eerdere diagnostiek en behandeling, waaronder medicatiegebruik;
- verwachtingen.

In Nederland worden momenteel de volgende vragenlijsten gebruikt: Symptom Check List (SCL-90), Pijn Coping en Cognitie Lijst (PCCL), Disability Rating Index (DRI), Schaal voor Pijncatastroferen (PCS), Numeric Rating Scale (NRS), VAS-score, DN4 (voor neuropathische pijn) en een (pijn)dagboek. In een aantal klinieken worden deze lijsten digitaal (via internet) afgenomen, wat de doorlooptijd in het traject kan verkorten. Verder is een dergelijke verwerking van belang in verband met wetenschappelijk onderzoek.

30.4 Scholing en organisatie

Er is een sectie pijnbestrijding van de NVA die nascholing organiseert (samen met de Vlaamse zustervereniging). Pijnbestrijders dienen per jaar tien nascholingspunten te behalen in het vakgebied. Ook de andere betrokken disciplines moeten voldoende (bij)geschoold zijn en worden op het gebied van pijn en pijnbehandelingen.

De beroepsverenigingen voor neurologie en revalidatie kennen ook secties pijnbestrijding. De Dutch Pain Society (DPS) is een multidisciplinaire vereniging waarvan eenieder die patiënten met pijn behandelt of onderzoekt lid kan zijn. De vereniging is bedoeld als een discussieforum. De DPS is de Nederlandse vertegenwoordiging binnen de International Association for the Study of Pain (IASP). De IASP heeft duizenden leden van alle denkbare disciplines, inclusief verpleegkunde, in vrijwel alle landen. Ze organiseert een tweejaarlijks wetenschappelijk congres, geeft het toonaangevende wetenschappelijke tijdschrift *Pain* uit, kent 'special interest groups' die zich met specifieke pijnproblemen bezighouden, geeft onderwijsmateriaal uit en spant zich in om pijn en pijnbehandeling op de agenda te krijgen waar dat nodig is. In Europa zijn de landelijke IASP-organisaties verenigd in de EFIC (European Federation of IASP Chapters), die om de twee jaar een congres organiseren.
De 'refresher courses' die tijdens de congressen van deze organisaties worden aangeboden geven een zeer actueel beeld van de stand van de wetenschap.

Literatuur

Abu Saad HH, Hamers JPH. Decision-making and paediatric pain: a review. J Adv Nurs 1997 Nov;26(5):945-52.
A-Tjak J, Groot F de. Acceptance and Commitment Therapy. Een praktische kennismaking voor hulpverleners. Houten: Bohn Stafleu van Loghum, 2008.
Beyer J, Aradine C. Patterns of pediatric pain intensity: a methodological investigation of a self report scale. Clin J Pain 1987;3:130-41.
Bijur PE, Siver W, Gallagher EJ. Reliability of the visual analog scale for measurement of acute pain. Acad Emerg Med 2001;8(12):1153-7.
CBO. Richtlijnen Complex Regionaal Pijn Syndroom type 1 (2006), Aspecifieke lage rugklachten (2003, concept 2010), Pijn bij kanker (2008).
Evidence Based Richtlijn Ontwikkeling (EBRO). Richtlijn Complex Regionaal Pijn Syndroom type 1. 2006.
Farmacotherapeutisch Kompas. Amstelveen: CVZ.
Flor H, Fydrich T, Turk DC. Efficacy of multidisciplinary pain treatment centers: a meta analytic review. Pain 1992;42(2):221-30.
Gallagher EJ, Liebman M, Bijur PE. Prospective validation of clinically important changes in pain severity measured on a visual analog scale. Ann Emerg Med 2001 Dec;38(6):633-8.
Gamsa A. The role of psychological factors in chronic pain. A half century study. Pain 1994;57(1):5-15.
Guru V, Dubinsky I. The patient vs caregiver perception of acute pain in the emergency department. J Emerg Med 2000 Jan;18(1):7-12.
Harmer M, Davies KA. The effect of education, assessment and a standardized prescription on postoperative pain management. The value of clinical audit in the establishment of acute pain services. Anesthesia 1998 May;53(5):424-30.
Huguet A, Stinson JN, McGrath PJ. Measurement of self reported pain intensity in children and adolescents. J Psychsom Res 2010;68:329-36.
Jennings PA Cameron P, Bernard S. Measuring acute pain in the prehospital setting. Emerg Med J 2009 Aug;26(8):552-5.
Kleef M van, Weber WEJ, Winter F, Zuurmond WWA (red). Handboek Pijnbestrijding. Utrecht: De Tijdstroom, 2000.
Köke AJA, Heuts PHTG, Vlaeyen JWS, Weber WEJ. Meetinstrumenten chronische pijn. Pijn Kenniscentrum Maastricht, 1999.
Lazaro C, Torrubia R, Caseras X, Canellas M, Banos JE. Impact of anxiety and depression on pain assessment in acute and chronic pain patients. Abstracts: 10th World Congress on Pain. Seattle: IASP Press, 2002:576.
McMahon S, Kolzberg M (ed). Wall en Melzack Textbook of pain. 5th Ed. Churchil Livingstone: Elsevier, 2006.
Melzak R, Katz J. Pain assessment in adult patients. In: McMahon S, Koltzenburg M (eds). Textbook of pain. 5th ed. Churchill Livingstone: Elsevier, 2006:291-304.

Merskey H, Bogduk N. Classification of chronic pain. 2nd ed. Seattle: IASP Press, 1994.
Nederlandse Vereniging voor Anesthesiologie. Richtlijn Postoperatieve pijnbehandeling. Utrecht: NVA, 2003.
Passchier J, Trijsburg RW, Wit R de, Eerdmans-Dubbelt SLC (red). Psychologie van onbegrepen chronische pijn. Assen: Van Gorcum, 1998.
Price DD. Psychological and neural mechanism of the affective dimension of pain. Science 2000;28:1769-72.
Reedijk WB, Rijn MA van, Roelofs K, Tuijl J, Marinus J, Hilten JJ van. Psychological features of patients with Complex Regional Pain Syndrome Type I Related Dystonia. Mov Disord 2008;23(11):1551-9.
Samwel H, Meer T van, Crul BJP. De psycholoog als pijnbehandelaar. Bussum: Coutinho, 2002.
Schünke M et al. Anatomische atlas Prometheus. Houten: Bohn Stafleu van Loghum, 2007.
Simmonds MJ, Kumar S, Lechelt E. Psychological factors in disabling low back pain: causes or consequences? Disab Rehab 1996;18(4):161-8.
Tervoort MJ, Jüngen IJD. Medische fysiologie en anatomie. Houten: Bohn Stafleu van Loghum, 2009.
Travell JG, Simons DG. The Trigger point manual. Baltimore: Williams & Wilkins, 1999.
Turk DC, Melzack R (Eds). Handbook of Pain Assessment. 2nd. Ed. New York: Guilford Press, 2001:295-314.
Van Houdenhove B. Chronische pijn en vermoeidheid en de psychiater. Tijdschr Psychiatr 2008;50(3):133-5.
Vlaeyen JW, Kole-Snijders AM et al. Fear of movement (re) injury in chronic low back pain and its relation to behavioral performance. Pain 1995; 62(3):363-72.
Wong D, Baker C. Pain in children: comparison of assessment scales. Pediatr Nurs 1998;40:9-17.

Websites

www.iasp-pain.org
www.dutchpainsociety.nl
www.belgianpainsociety.org
www.fk.cvz.nl
www.cbo.nl/thema/Richtlijnen

Bijlage 1: Pijnanamnese

Bij acute pijn staat het achterhalen van de oorzaak van de pijn voorop. De signalerende en beschermende functie van de pijn speelt nog steeds een heel belangrijke rol. Een eenvoudige anamnese aan de hand van de V.A.L.T.I.S. levert veel informatie op. De V.A.L.T.I.S. is een handig hulpmiddel, dat door medici, maar ook door verpleegkundigen kan worden gebruikt. Zo wordt op een systematische manier een duidelijk inzicht in een bestaand probleem verkregen.

Tabel 1	Anamnese aan de hand van V.A.L.T.I.S.
V = voorgeschiedenis van de patiënt	Hierbij wordt gekeken naar de relevante medische, sociale en beroepsmatige voorgeschiedenis van de patiënt. Een recent trauma en wat hierbij precies is gebeurd, is een belangrijk onderdeel van deze voorgeschiedenis. Wanneer er sprake is van ernstige pijn, is het belangrijk om kritisch te kijken naar de relevantie van informatie en niet te lang stil te staan bij zaken die op dat moment van weinig belang zijn voor de diagnose.
A = aard van het probleem	In dit onderdeel wordt gekeken naar de aard van de pijn. Is het een stekende of zeurende pijn? Is de pijn continu aanwezig of komt deze aanvalsgewijs?
L = lokalisatie van het probleem	Hier kijkt men naar de plaats van de pijn. Dit onderdeel mag nooit worden overgeslagen. Hoe duidelijk het lichamelijk letsel soms ook lijkt, de patiënt kan klagen over pijn die op een heel andere plaats zit.
T = tijdsduur van het probleem	Hierbij moet niet alleen worden gekeken naar het tijdstip dat de pijn is begonnen, maar ook naar het verloop van de pijn. Is de pijn toegenomen of afgenomen?
I = intensiteit van het probleem	Hoe erg is de pijn? Hierbij kan gebruikgemaakt worden van een unidimensionale pijnbeoordelingsschaal.
S = samenhang van het probleem met andere factoren	Er wordt gekeken naar de invloed die andere factoren op de pijn hebben. Waardoor wordt de pijn erger en waardoor neemt de pijn juist af? Daarnaast wordt gekeken naar eventuele andere verschijnselen die aanwezig zijn; bijvoorbeeld misselijkheid of duizeligheid.

Praktisch kunnen de volgende vragen worden gesteld:
- Waar zit de pijn?
- Wanneer begon het?
- Wordt het erger? (sinds wanneer?)
- Wat maakt het erger?
- Wat verlicht het?
- Is het steeds aanwezig?
- Komt het in aanvallen? (hoe vaak?)
- Straalt de pijn uit? (waar naartoe?)
- Hoe erg is het? (VAS- of NRS-schaal)
- Wat is de aard van de pijn? (dof, brandend, prikkend, stekend, schrijnend, schietend, etc.)
- Verergert bewegen de pijn? (welke bewegingen?)
- Laat u dingen achterwege vanwege de pijn? (welke?)
- Hoe is uw nachtrust?
- Hoe gaat het eten?
- Wordt uw stemming door de pijn beïnvloed?
- Gebruikt u pijnstillers? (welke? Sinds wanneer? Hoe neemt u ze in? wat is het effect?)
- Wat vindt u van uw pijnstillers? Hebt u last van bijwerkingen?
- Waar bent u bang voor?
- Zijn er ervaringen bij familie of vrienden waarover u wilt vertellen?

Begrippenlijst

allodynie
een niet-pijnlijke prikkel op normale huid wordt als pijnlijk ervaren

analgesie
pijnvermindering

attributie
de betekenis die wordt toegekend of wordt toegeschreven aan (in dit geval) 'pijn'

catastroferen
negatieve betekenis toekennen aan (in dit geval) pijn

copingstrategieën
bewuste of onbewuste manieren om alledaagse beslommeringen en moeilijkheden te lijf te gaan

dermatoom
huidgebied waarvan de zenuwen van één zenuwwortel afkomstig zijn

doorbraakpijn
pijn ondanks behandeling, vaak bij beweging

disuse
niet in gebruik en daardoor verslapping en coördinatieverlies van spieren

first pass effect
omzetting in de lever van pijnstillers na orale inname, waardoor een geringere hoeveelheid in de circulatie komt, en er dus minder effect is

fifth vital sign
hiermee wordt pijn bedoeld, naast ademhaling, pols, temperatuur en bloeddruk

gerefereerde pijn
waarneming van pijn op een andere plaats dan de oorsprong

gewenning
afnemend effect van een geneesmiddel in de tijd

hyperalgesie
versterkt waarnemen van een pijnlijke prikkel

hypervigilantie
verhoogde oplettendheid voor de omgeving en het eigen gevoel

MFTP
myofasciaal trigger point, pijnlijke streng in een spier

myofasciale pijn
chronische spierpijn die leidt tot gerefereerde pijn

neuropathische pijn
pijn door beschadigd zenuwweefsel

nociceptie
gewaarwording van een (mogelijk) schadelijke prikkel

noxe
schadelijke prikkel

NRS
'numeric rating scale', een schaal van 1 tot 10 waarmee subjectieve ervaringen, zoals pijn, kunnen worden aangegeven

NSAID
'nonsteroidal anti-inflammatory drug'

opioïd
synthetisch morfinomimeticum

PCA
'patient controlled analgesia'

pijn
een onaangename sensatie die duidt op (mogelijke) weefselschade, of die als zodanig wordt beschreven

sensitisatie
verlaagde pijndrempel ten gevolge van veranderingen in het perifere of centrale zenuwstelsel

SR
'slow release', retard

tachyfylaxie
steeds hogere doses zijn nodig om hetzelfde effect te bereiken

titratie
werkzame dosis bereiken via opeenvolgende doses, met tussenpozen, om maximaal effect te kunnen beoordelen en stapeling te voorkomen

tolerantie
eenzelfde dosis geneesmiddel geeft na herhaalde toediening minder effect

trigger point
pijnlijke plek in een spier, die bij druk pijngewaarwording op afstand kan veroorzaken

VAS
'visueel analoge schaal' is een maat waarop een subjectieve gewaarwording, zoals pijn, kan worden aangegeven

verslaving
gedragsstoornis met compulsieve behoefte aan en gebruik van een middel, ondanks schade aan lichaam en geest

Register

aangezichtspijn 152
Acceptance and Commitment Therapy (ACT) 89
acetylsalicylzuur 68
acupunctuur 112
acute pijnservice 163
A-delta vezels 18
ademdepressie 78
adhesiolyse 102
afferente centrale verwerking 39
allodynie 43, 124
analgesie 43, 75
angst 53
antidepressiva 85
–, tricyclische 86
attributie 37
aversieve ervaring 35

basisassumpties 91
bevalling 143
biomedisch verklaringsmodel 35
biopsychosociale bepaaldheid 51
biopsychosociale model 35
Boerhaave 14
buprenorfine 83

cafeïne 68
capscaïcine 87
catastroferen 37, 55
catastroferende denkstijl 38
CHEOPS-schaal 155
chloroform 15
classificatiesysteem 50
clusterhoofdpijn 149
cocaïne 15
codeïne 72
cognitie 90
cognitieve gedragstherapie 91
cognitieve therapie 89
COMFORT-gedragsschaal 32, 155

complementaire behandelwijzen 111
complex regionaal pijnsyndroom type I 125
computertomografie 57
conversiestoornis 51
coping 53
copingstrategie 28
craving (hunkeren) 55
cryotherapie 102
cultuur 62
C-vezels 18
cyclo-oxygenase 68

delier 79
denkfout 39
depressie 53
Descartes 35
diagnostische criteria 50
dieet 112
differentiaaldiagnose 50
Disabiltity Rating Index (DRI) 29
doorbraakpijn 81
DSM-IV-TR 50
duloxetine 86
dysesthesie 42, 43

echografie 57
ether 15
extinctie 90

Faces Pain Scale 32
fantoompijn 23
fear-avoidance model 38, 53
fentanyl 83
fibromyalgie 138
fifth vital sign 28
fluoroscopie 57
functionele MRI (fMRI) 59
fysiotherapie 110

Galenus 14
gedrag, aangeleerd 89
gedragscomponent 90
gedragstherapie 37, 89
geneesmiddel geïnduceerde hoofdpijn 67
gevolgen
   –, cognitieve 40
   –, emotionele 41
   –, in stand houdende 40
   –, sociale 41
gevolgenmodel 34, 40
gewenning, lichamelijke 79
ginseng 113

hallucinatie 79
herstructureren 90
hoofdpijn 149
hydromorfon 83
hyperalgesie 43
hyperesthesie 43, 124
hypesthesie 43, 124
hypoalgesie 43
hypochondrie 52

IASP 12
imitatieleren 37
International Association for the
   Study of Pain (IASP) 12
intrapsychisch conflict 36
intrathecale katheter 132

jeuk 77

kanker 128
katheter
   –, epidurale 132
   –, intrathecale 132
kinderen 154
koliek 23
kwantitatief sensorisch onderzoek
   (QST) 46

leertheoretisch model 37
leertheorie 89
levenshouding 93
limbische systeem 24
lower end block 132

manuele therapie 111
marihuana 113
McGill Pain Questionnaire (MPQ) 29

medicijnen, misbruik van 55
medische (ziekte)model 35
meerassige beoordeling 50
Melzack 20
methadon 83
migraine 149
Mindfulness 89
miose 78
misselijkheid 77
morfine 15, 82
MPQ 33
MR 58

naloxon 78
narcose 15
neurobiologische disbalans 53
neurolyse 98
neuromodulatie 104
neuroplasticiteit 27
nociceptoren 17
NRS 30
NSAID's 69
Numeric Rating Scale (NRS) 30

obstipatie 78
off-label 86
onthoudingsverschijnselen 79
ontwikkelingsfase 32
opiofobie 74
opioïd 71
opioïdwissel 85
opmerkzaamheid 92
Oucher Scale 33
ouderen 157
oxycodon 82

Pain Disability Index (PDI) 30
pain-prone personality 36
paracetamol 66
paresthesie 43
patient controlled analgesia
   (PCA) 76, 84, 116
peesreflex 47
persoonlijkheidstheorie 36
pethidine 84
pijn 12
   –, chronische 23
   –, gerefereerde 23
   –, neuropathische 23, 121
   –, viscerale 141
pijnbeoordeling 29
pijnmeetinstrument 29

pijnmeten 29
pijnmeting 28
pijnprofiel, chronische- 36
pijnstoornis 51
pijnsyndroom, myofasciaal 137
piritramide 83
plexus coeliacus 131
proefblokkade 96
professionele organisaties 163
pseudoneurologische klacht 51
psychiatrie 49
psychiatrische comorbiditeit 52
psychodynamische theorie 36
psychologie
 –, experimentele 89
psychologische flexibiliteit 91
psychopathologie 49

radiofrequent 101
remifentanil 84
röntgendoorlichting 57
röntgenfoto 57
rugpijn 134

scintigrafie 59
sedatie 77
self-report methode 32
sensibiliteit 42
 –, gnostische 43
 –, vitale 42
sensitisatie 100, 146
 –, centrale 146
 –, perifere 18, 146
shaping 90
simulatie 52
Sint-janskruid 113
Smiley 30
somatisatiestoornis 51

somatiseren 26, 50
somatoforme stoornis 50
SORC-model 37
spanningshoofdpijn 149
spierkracht 47
Spinal cord stimulation (SCS) 104, 105
stoornis, nagebootste 52
sufentanil 83

tender point 139
titratieprincipe 76
tolerantie 80
tramadol 72
transcutaneous nerve stimulation
 (TENS) 104
trauma 114
traumazorg 31
trigger point 137

Verbal Rating Scale (VRS) 30
vermijdingsgedrag 41
verslaving 80, 160
Visueel Analoge Schaal (VAS) 30
vlag
 –, gele 25
 –, rode 24
Von Frey 43

Wall 20
Werkgroep Pijnrevalidatie Nederland
 (WPN) 109
WHO-ladder 114, 129

zenuwblokkade
 –, intercostale 132
 –, neurolytische 131
zwangerschap 143

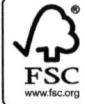

MIX
Papier aus verantwortungsvollen Quellen
Paper from responsible sources
FSC® C105338

If you have any concerns about our products,
you can contact us on
ProductSafety@springernature.com

In case Publisher is established outside the EU,
the EU authorized representative is:
**Springer Nature Customer Service Center GmbH
Europaplatz 3, 69115 Heidelberg, Germany**

Printed by Libri Plureos GmbH
in Hamburg, Germany